しあわせ歯ならびのつくり方

Shiawase-Hanarabi

矯正しないための0歳からの子育て

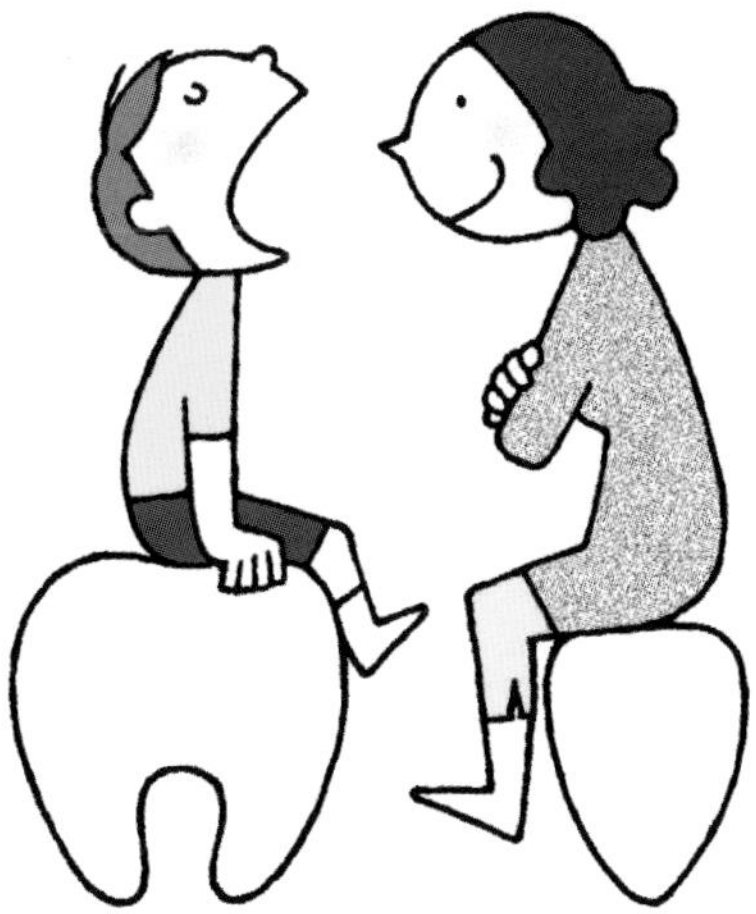

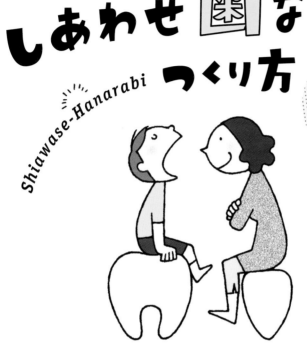

浅川幸子
日本橋矯正歯科院長

時事通信社

はじめに

みなさんは、「しあわせ歯ならび」と聞いて何をイメージしますか。

人によっては「ああ、歯を矯正《きょうせい》する話ね」と早合点するかもしれません。「たしかに歯ならびを治すと見た目に自信がつき、自然と笑顔も増えてしあわせになるよね」という具合に。

はじめにおことわりしておくと、本書は歯の矯正治療《ちりょう》について書いた本ではありません。もちろん「いい歯ならびを手に入れる」という目的は同じですが、むしろ「**どうすれば子どもが歯科矯正をせずにすむか**」に主眼を置いています。

「でも、そんなことは可能なの？」と思われる方もいらっしゃるでしょう。

結論から言うと、**子どもの「口」が正しく育てば、歯ならびはおのずとよくなります。**

考えてもみてください。歯が生えるのは口の中です。まわりは舌や唇《くちびる》、ほおにぐるりと囲まれています。すぐそばに、あごと鼻もあります。歯ならびの善し悪しは、これら口の周囲（とからだ全体も）を〝どう使うか〟で大きく変わってくるのです。

では、「子どもの口を育てる」のは、いつからはじめればいいのでしょうか。

この質問への答えは「**早ければ早いほどいい**」です。

私たち人間は、生まれたときから口で栄養を摂取《せっしゅ》して生きています。お乳を飲んでいる時期、乳歯が生えて離乳食《りにゅうしょく》を食べはじめる時期、乳歯が生えそろい、そして永久歯に生えかわる時期と、成長の段階に応じて歯と口はさまざまな変化を経験します。

こうした成長を、場面場面で正しく導いてあげることが、結果として「いい歯ならび」をもたらすのです。

そして、なにより大切なのは、いい歯ならびづくり＝口を正しく育てる目的は、けっして「見た目」だけではないということです。

口は「食べる」「話す」という大切な役割を担い、生命の維持《いじ》に欠かせない「呼吸」とも深く関係します。

ですから、**口と歯ならびを正しく育てることは、大げさでもなんでもなく、子どもの幸福な人生の基礎《きそ》をつくってあげることなのです。**

お子さんの「しあわせ歯ならび」をめざして、親子の二人三脚《ににんさんきゃく》を今すぐはじめましょう！

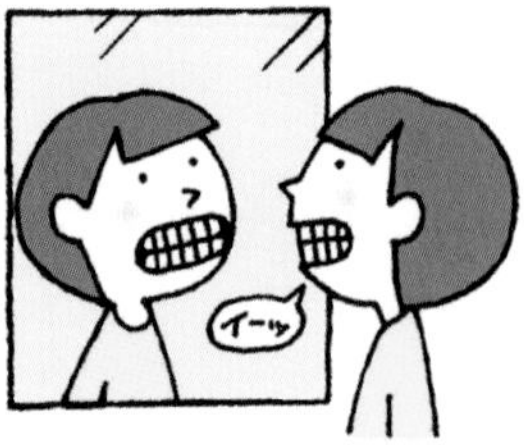

イーッ

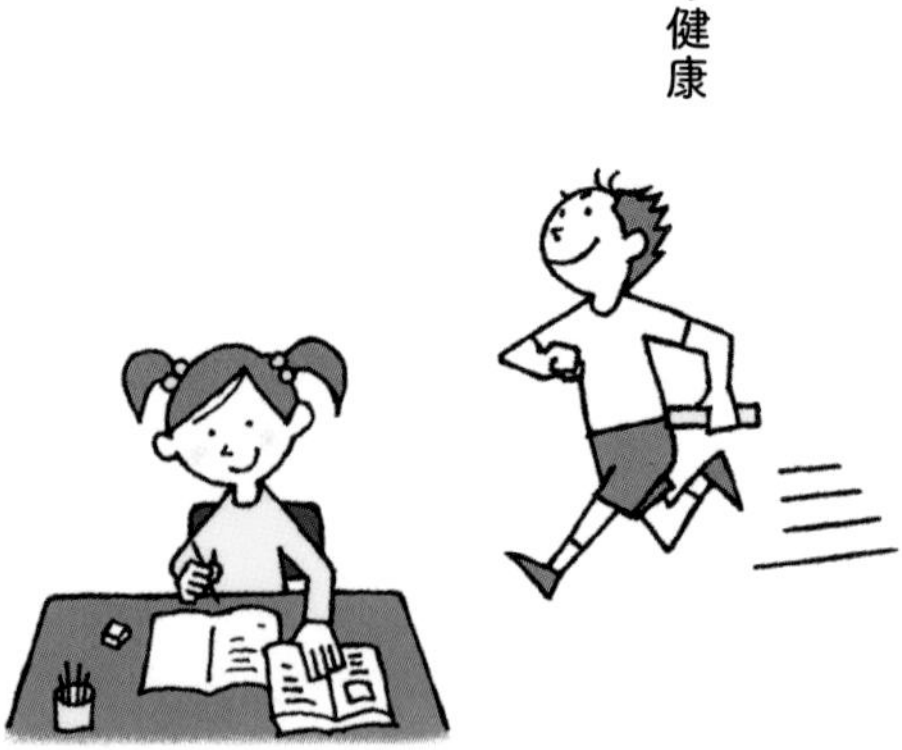

第3章 歯ならびはどうして悪くなる?——大事なのは遺伝より育て方

第4章 正しい「口の使い方」って何?——口・あご・姿勢との深〜い関係

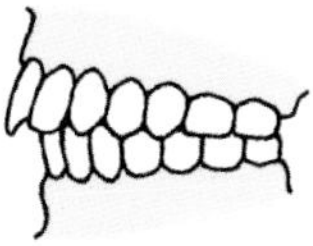

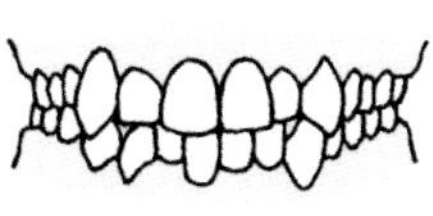

第5章 いい歯ならびはどう〝育てる〟？——年齢別に見る生活習慣とポイント

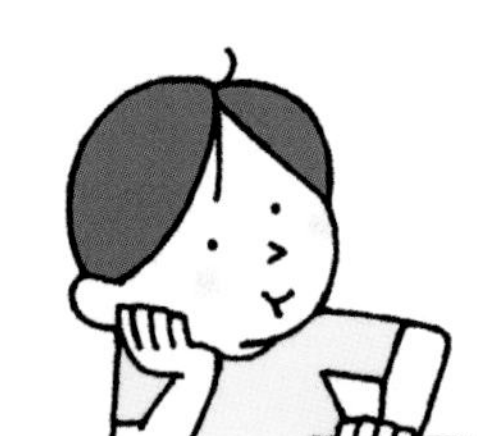

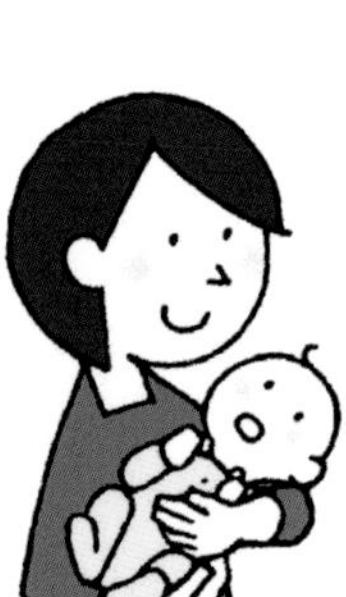

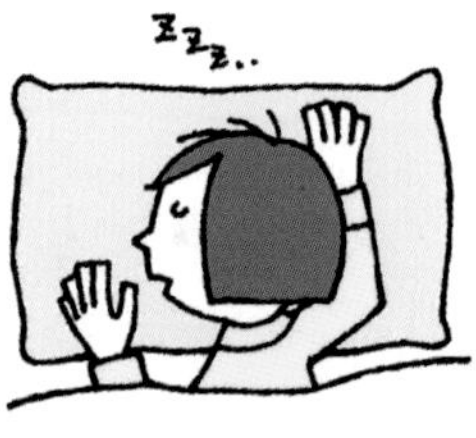

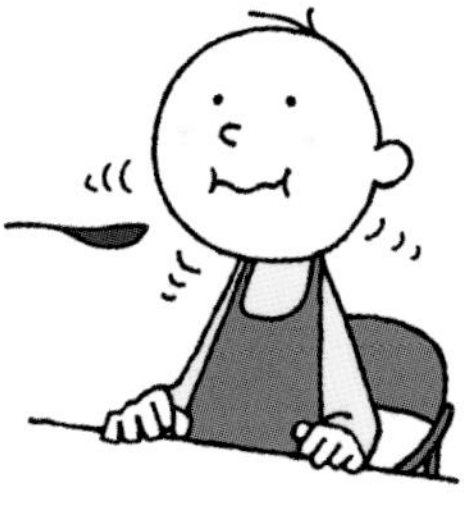

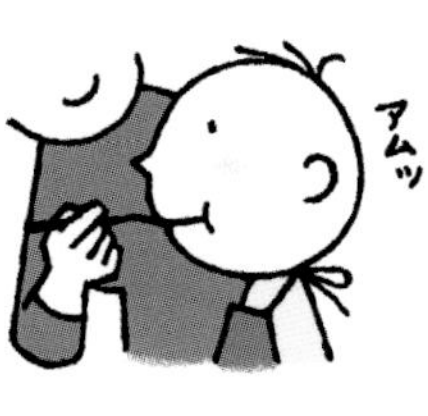
アムッ

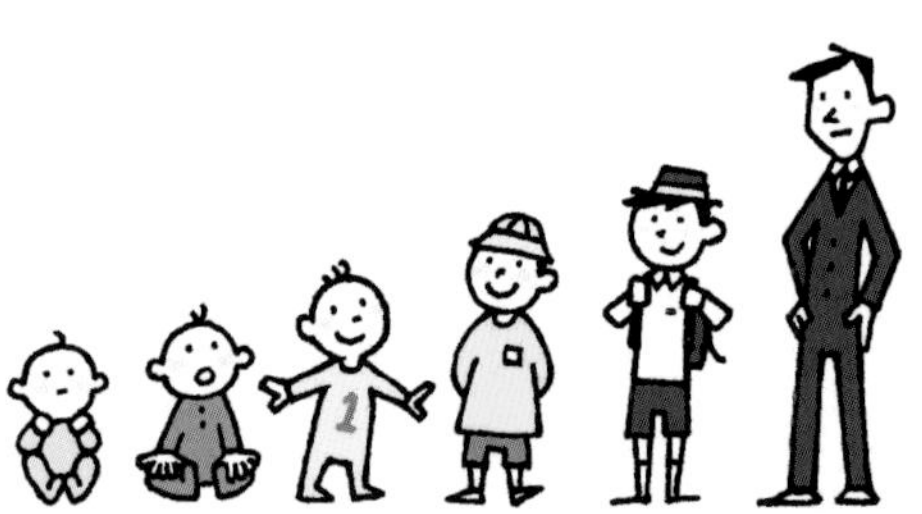

第1章

歯ならびが悪いと何が困るの?

——つながっている歯と全身の健康

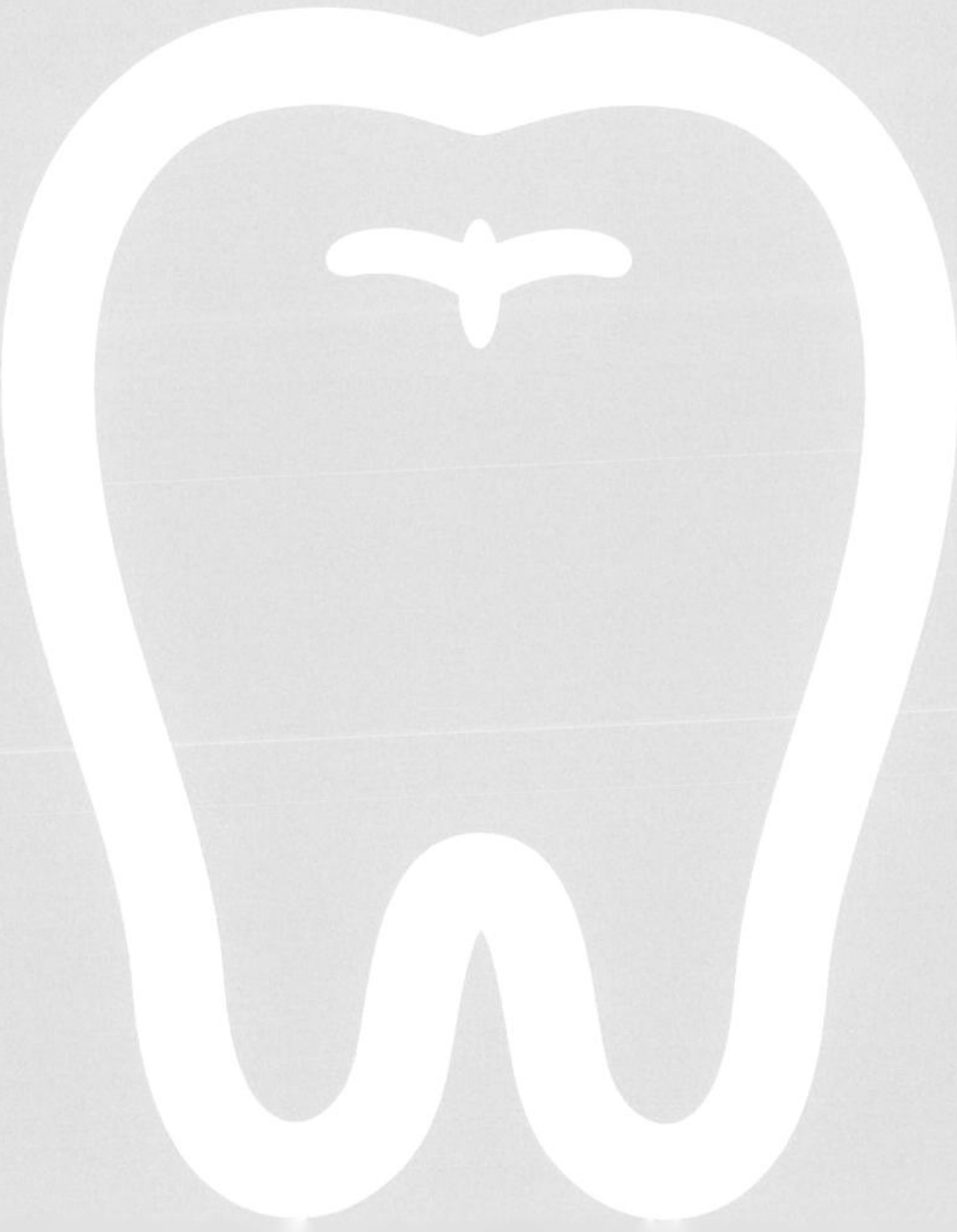

「歯ならび」と「かみ合わせ」

突然《とつぜん》ですが、みなさんは、「歯ならび」と「かみ合わせ」のちがいを知っていますか？

「歯がガタガタしていてふぞろい」「前歯が出すぎかも」などと、矯正《きょうせい》歯科の初診《しょしん》に訪れる患者《かんじゃ》さんの相談内容は、その多くが「歯ならび」に関するものです。

歯ならびとは、文字どおり1本1本の歯の並び方のことです。

一列にそろって並んでいれば「いい歯ならび」ですし、列を乱す歯があれば「悪い歯ならび」として扱《あつか》われます。

一方、私たち矯正歯科医が治療《ちりょう》の際にもっとも気にかけているのは、じつは「**かみ合わせ**」です。

一般《いっぱん》の方向けの講演などでは、通りがよいので私はこちらも含《ふく》めて「歯ならび」とお話しすることもありますが、厳密《げんみつ》に言うと、歯ならびとかみ合わせは少しちがいます。

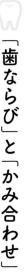

かみ合わせとは、口を閉じて上の歯と下の歯を合わせたときの様子をさします。これには、歯の持つ役割（機能）やはたらきという意味合いも含まれます。

たとえば、みなさんやみなさんのお子さんは、ものを食べるときや話をするときに、次のような経験をしたことはないでしょうか。

- フランスパンなど固い食べ物が苦手で、ついつい避《さ》けてしまう
- うどんやパスタなどのめん類をうまくかみ切れない
- 口の内側（歯茎《はぐき》やほおの肉など）をよくまちがってかんでしまう
- 話をしているとき、タ行やサ行の音をうまく発音できない

もしもこうした症状《しょうじょう》に心当たりがあるなら、あなたやお子さんのかみ合わせにはどこか問題があるかもしれません。

歯や口は、食べ物をかんで飲みこむ、言葉を正しい音で発するという重要な役割を担っています。

単に歯の「見た目」が整っているだけでなく、これらの「役割」をとどこおりなく果たせてはじめて、「いいかみ合わせ」といえるのです。

かみ合わせが悪いと口や顔に影響が!?

かみ合わせの問題は、しばしば顔つきや表情にも影響《えいきょう》します。
これには、

- 目の下にくまがよくできる
- 目の大きさが左右で大きくちがっている
- 笑ったときにいつも下の前歯が見える
- 片側の口角だけが上がる

といった例があります。

一見かみ合わせが悪いだけのようでも、その背後に別の問題が潜《ひそ》んでいることもよくあります。

たとえば、かみ合わせに問題のある人に多いのが、日常的に鼻ではなく口を使って呼吸しているケースです。

こうした**慢性的《まんせいてき》な口呼吸は、かみ合わせや顔つきを大きく変える原因となります。**

逆に、問題のあるかみ合わせが口呼吸をひどくすることもあります。

また口呼吸自体にも、ウイルスやばい菌《きん》の侵《しん》入《にゅう》を許しやすくなるといったデメリットがあります。

かみ合わせが悪いと
左右アンバランスな顔に…

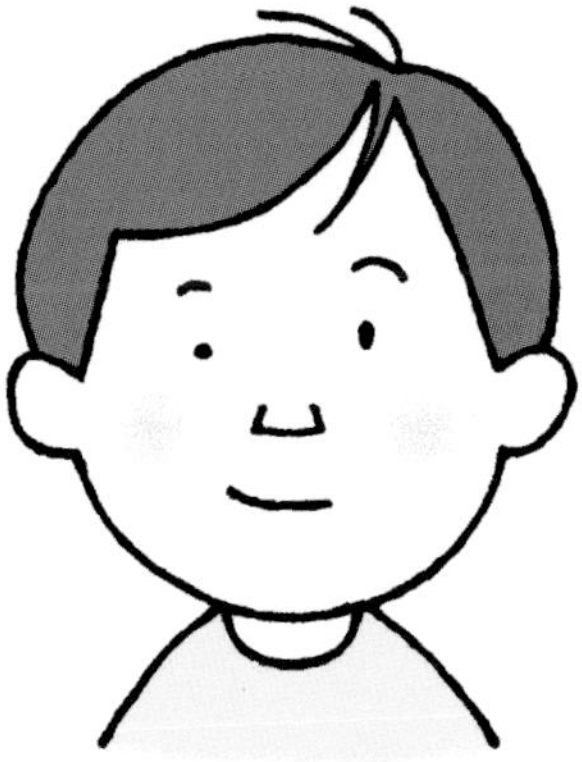

よくかむことは心身をも変える

運動能力や脳機能と、かむこととの関連を調べる研究も進んでいます。

ものをかむ力と運動能力の高低を比較《ひかく》する調査は、さまざまな地域で老若男女を対象に行われていて、**握力《あくりょく》や足の速さ、バランス感覚など、幅広《はばひろ》い能力テストでかむ力の強い人のほうがいい成績を出す**ことがわかっています。

脳機能との関連については、マウスやラットを使った動物実験、あるいはｆＭＲＩ（機能的磁気共鳴画像法）による人間の脳血流量の測定などで、もの

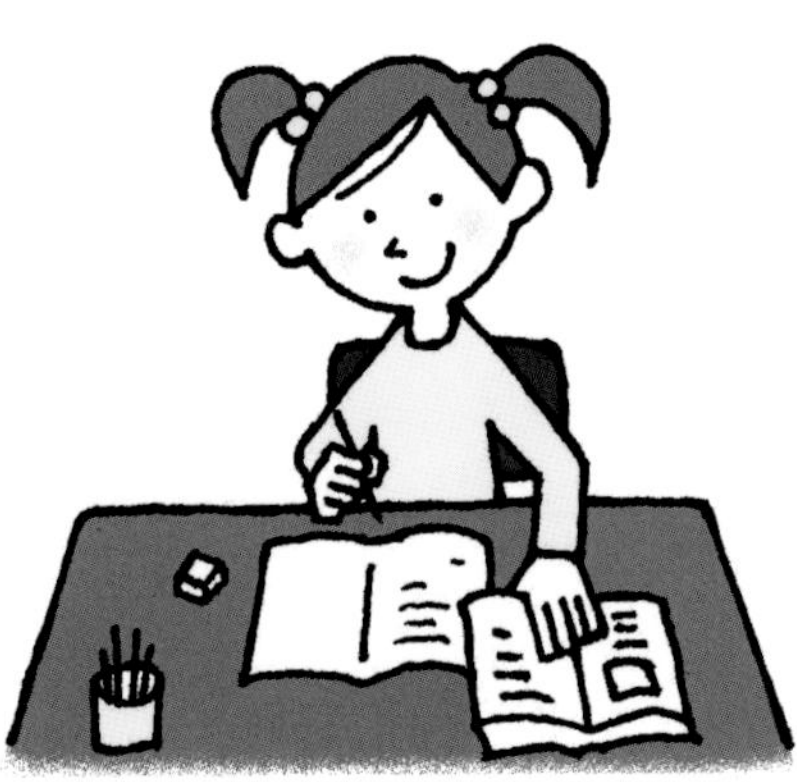

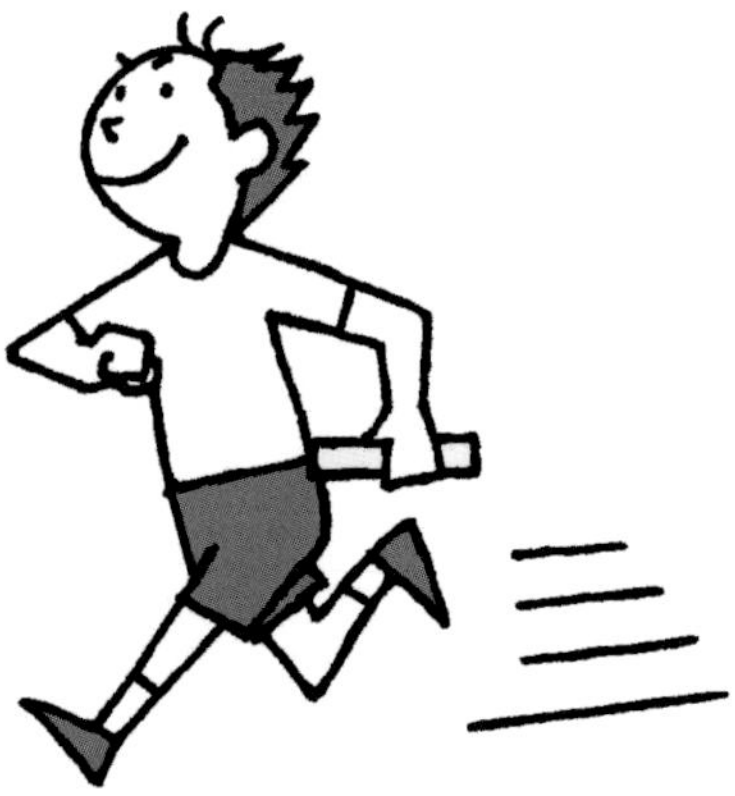

をかむときの神経への刺激《しげき》が脳の活動を活性化させていることが明らかになりました。**かむ回数が減ると、記憶《きおく》力や学習能力が低下する**という実験結果もあります。

かむ力やその回数は、かみ合わせに問題があると減ってしまうことが多々あります。**かみ合わせは、お子さんのからだや脳の発育とも無関係ではない**のです。

こんな自覚症状はない?——「チェックシート」で調べよう

このように、**歯ならびやかみ合わせは、じつは口や全身の機能と深く関係しています。**

けっして、「口もとが美しくない」だけの問題ではないのです。

次ページのチェックシートに、歯ならび・かみ合わせの悪い人によくある症状の一部をまとめました。

当てはまるものがないか、この機会に調べてみてください(くわしい解答は第2章で)。

症状別チェックシート

1	下唇《したくちびる》をかむ癖《くせ》がある	□
2	背中が丸まった猫背《ねこぜ》である	□
3	よく鼻がつまる（慢性《まんせい》の鼻炎《びえん》にかかっている）	□
4	上の前歯がみがきにくい	□
5	笑ったときに、下の前歯がよく見える	□
6	舌の表面に、白っぽい汚《よご》れが目立つ	□
7	口の中や唇がよく乾《かわ》いている	□
8	タ行やサ行がうまく発音できない	□
9	うどんやパスタなどのめん類を前歯でかみ切れない	□
10	下の前歯が上あごに当たって痛い	□
11	上下の唇を頻繁《ひんぱん》にきつく結んだり、巻きこんだりする	□
12	上下の唇に厚みがない（唇の肉づきが薄《うす》い）	□
13	食べ物をかむとき、いつも左右のどちらか一方しか使わない	□
14	食事のとき、ほおの内側をよくかんでしまう	□
15	笑うと、いつも片側の口角だけが上がる（反対側には上げにくい）	□
16	食べ物が歯につまりやすい	□
17	歯みがきのあと、よくみがき残しがある（歯医者で指摘《してき》されたなど）	□
18	虫歯が多い	□

※チェック結果は 27 ページへ

第2章

歯ならびはどう見ればいい?
——おうちでできる簡単チェック

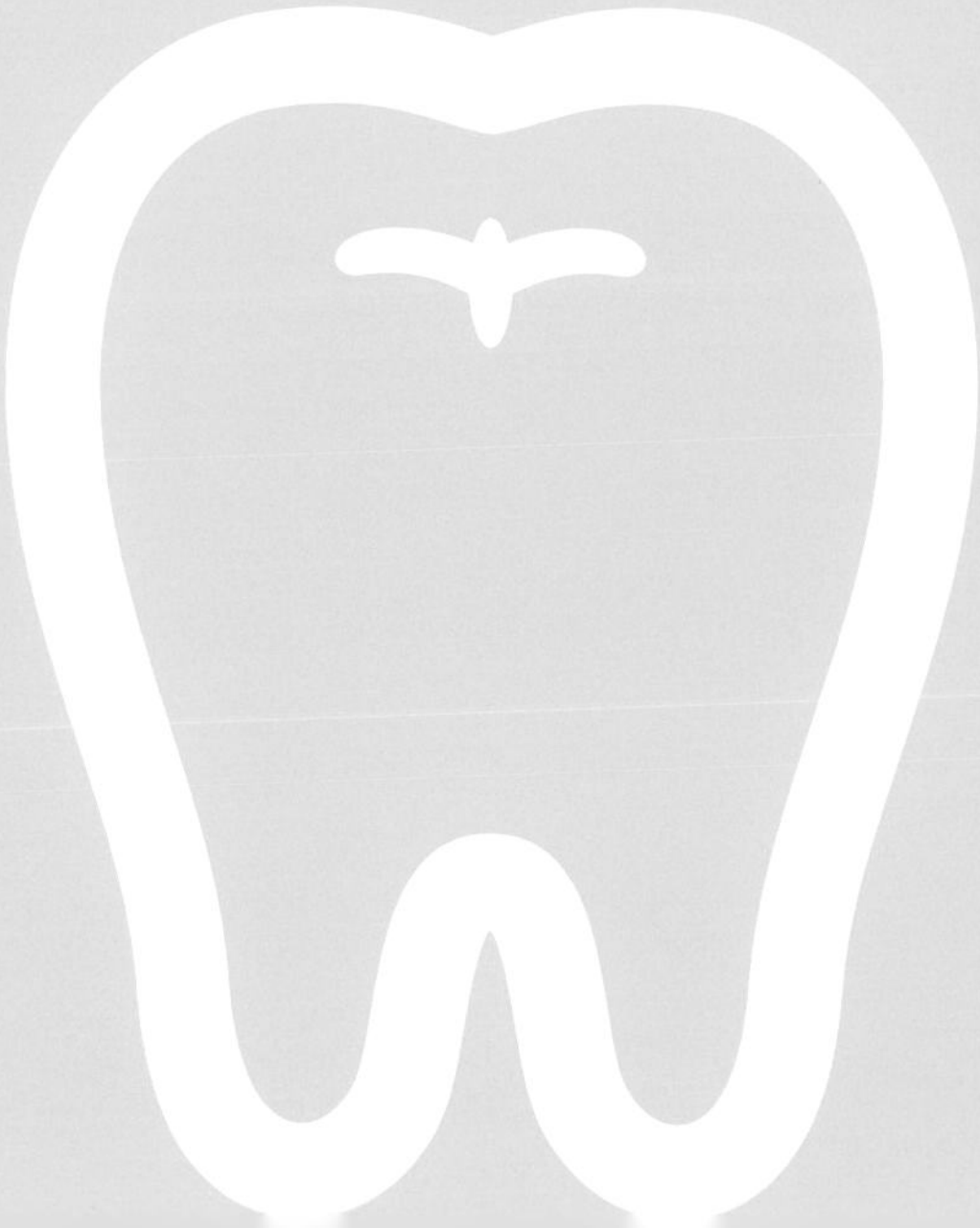

歯ならびづくりのゴールは「永久歯列」

歯科矯正《きょうせい》では、何も問題のないきれいな、いい歯ならび・かみ合わせのことを「**正常咬合**《こうごう》」といいます。

逆に、問題をかかえた歯ならび・かみ合わせは「**不正咬合**」と呼びます。

たとえば、下の写真の男の子は、12歳《さい》で親知らずを除く永久歯が生えそろったところですが、ぱっと見でもわかるとおり、とてもきれいな正常咬合の持ち主です。

子どもの歯は、年齢《ねんれい》とともに、乳歯から永久歯へ

正常咬合の例（12歳男児）

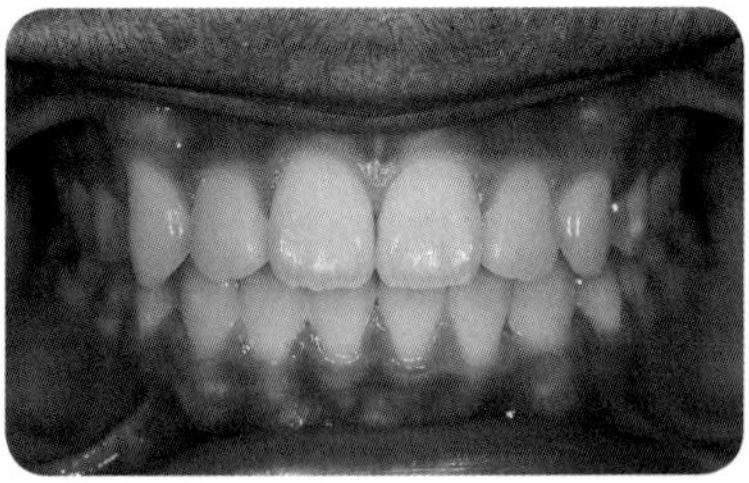

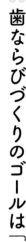

と少しずつ生えかわります。

また、歯の生えている「あご」も成長に合わせて大きくなります。

その間、じつは1本1本の歯も、まわりのさまざまな影響《えいきょう》を受けて、少しずつ移動したり、向きが変わったりしています。

こうしたダイナミックな変化がある程度落ち着くのは、（親知らずを除いた）永久歯が生えそろう12歳前後です。


したがって、**子どもの歯ならびを考えるときは、この「永久歯が生えそろったときに、口のはたらきに問題がなく、正常咬合の範囲《はんい》内であること」が目標になります。**

本書でめざすのは、**矯正装置**（歯に付けるブラケットなど）**をいっさい使わずに、このゴールを実現させる**ことです。

6つの〝まちがったゴール〟とは

では、正常咬合ではない〝まちがったゴール〟、つまり不正咬合（悪い歯ならび）とは、具体的にどのようなものなのでしょうか。

代表的な不正咬合には、次の**6種類**があります。

・出っ歯（上顎前突《じょうがくぜんとつ》）
・受け口（下顎前突《かがくぜんとつ》）
・ぽっかり前歯（開咬《かいこう》）
・深がみ（過蓋咬合《かがいこうごう》）
・横ずれ（交叉咬合《こうさこうごう》）
・でこぼこ歯（叢生《そうせい》）

それぞれの特徴《とくちょう》について、簡単に見てみましょう。

◯「上の前歯が大きく前に出ている」→出っ歯（上顎前突）

「**上顎前突**《じょうがくぜんとつ》」は、ひと言でわかりやすく言えば「**出っ歯**」です。

正常なかみ合わせでは、上の前歯が下の前歯より少しだけ前に出ています。

しかし、上の前歯のとび出し具合が、正常値を超《こ》えて大きい場合は、この不正咬合と診断《しんだん》されます（診断時は、ミリメートル単位で計測します）。

上顎前突には、歯だけがとび出ている場合と、上あご全体が下あごより前に出ている場合の両方がありえます。

どちらの症例《しょうれい》かによって、原因や治療《ちりょう》方法が変わってきます。

日本人には比較的《ひかくてき》多い不正咬合の1つです。

上顎前突（出っ歯）

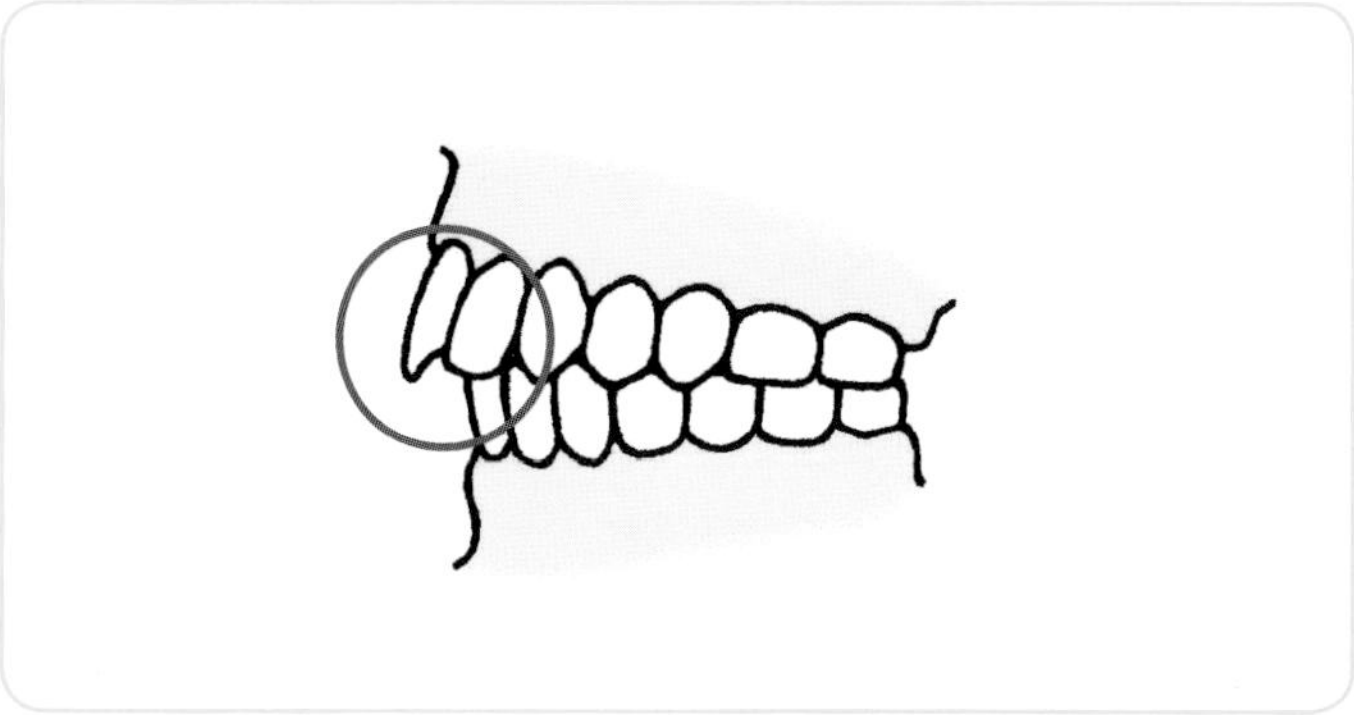

○「下の前歯のほうが前に出ている」→受け口（下顎前突）

下顎前突（受け口）

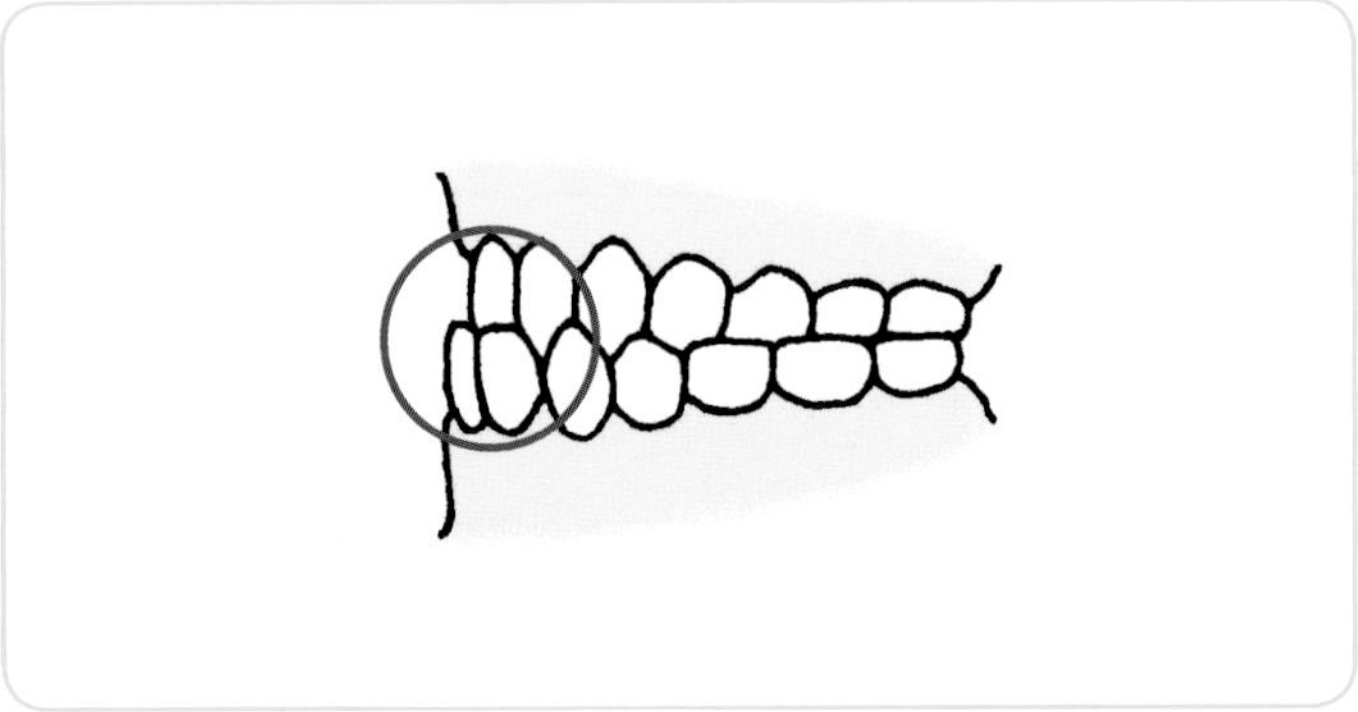

上顎前突とは反対に、下あごの前歯が上の前歯より前に出ている状態を「**下顎前突**《かがくぜんとつ》」または「反対咬合」といいます。

一般的《いっぱんてき》には「**受け口**」という言い方のほうが知られているかもしれません。

下顎前突は、下あごの骨格など親からの遺伝が影響するケースも多い不正咬合です。

とはいえ、遺伝的に何の問題がなくても、環境《かんきょう》的な要因で下顎前突になることもあります。

ですから、日ごろの生活習慣などにも十分注意が必要です。

○「上下の前歯の間にすき間がある」→ぽっかり前歯（開咬）

歯をしっかりとかみ合わせているつもりなのに、上下の前歯の間にぽっかりとすき間が空いてしまう、「**開咬**《かいこう》」という不正咬合です。

次ページの過蓋咬合《かがいこうごう》とは反対に、**極端**《きょくたん》**に「かみ合わせが浅い」不正咬合**という見方もできます。

開咬には、めん類などの食べ物をうまくかみ切れない、話すときに特定の音（とくにタ行やサ行など）が発音しづらいといった症状があります。

また、口呼吸を誘発《ゆうはつ》するおそれもあります。

なお、前歯ではなく、上下の奥歯の間にすき間が空く「臼歯《きゅうし》部開咬」も、舌の影響などでごくまれに起きます。

開咬（ぽっかり前歯）

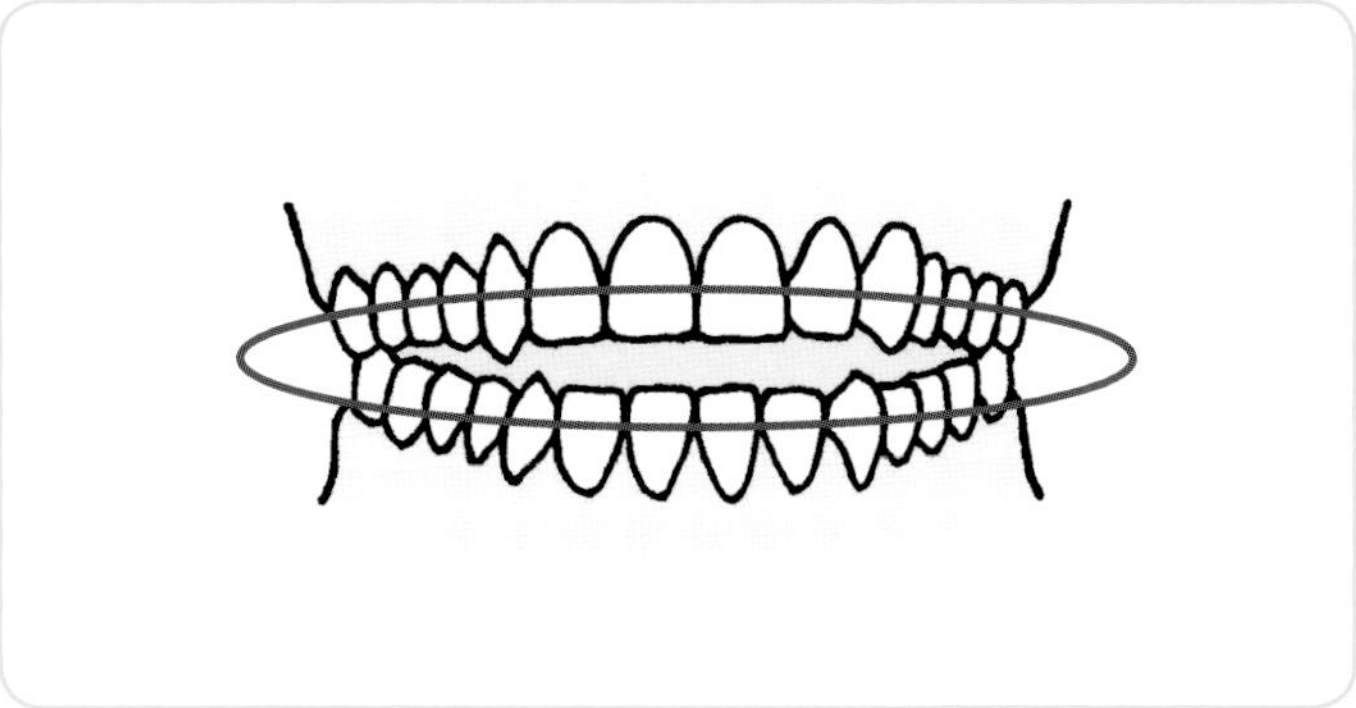

○「下の前歯の大部分が覆われている」→深がみ（過蓋咬合）

上顎前突のところでも説明したように、上下の歯をかみ合わせると、ふつう上の前歯が少しだけ前に出るため、上の前歯は、おのずと下の前歯を覆《おお》い隠《かく》します。

このとき、じつは「**上の前歯が下の前歯をどのくらい覆い隠しているか**」も大切で、これを「**かみ合わせの深さ**」ともいいます。

かみ合わせの深さは、浅すぎもせず、深すぎもしないのが理想的です。

一方、かみ合わせが深すぎるときは、「**過蓋咬合**《かがいこうごう》」という不正咬合になります。

過蓋咬合になると、上の歯の歯茎《はぐき》や口蓋《こうがい》（上あごの内側）に下の歯がぶつかって、これらを傷つけてしまうことがあります。

過蓋咬合（深がみ）

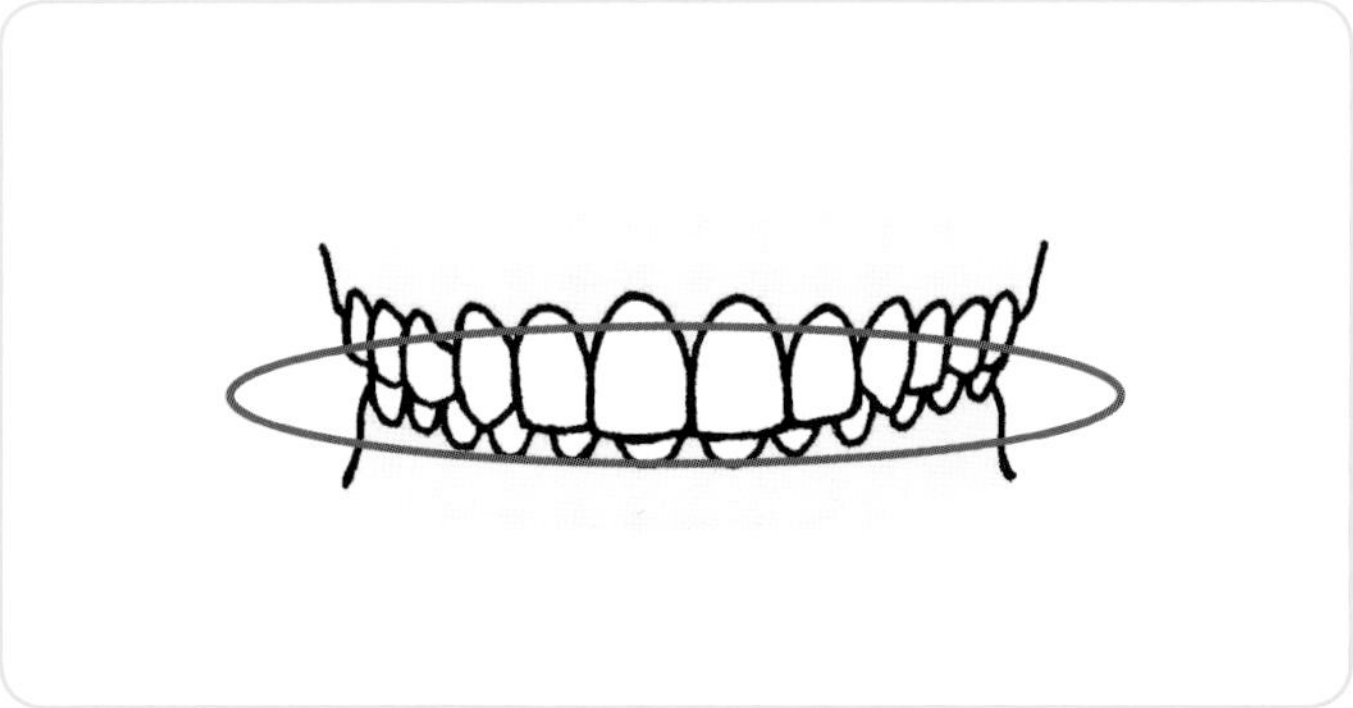

○「下の歯やあごが左右どちらかにずれている」→横ずれ（交叉咬合）

「交叉咬合《こうさこうごう》」は、下あごの歯やあご自体が左右どちらかに横ずれしてしまっている不正咬合です。

上のイラストのように、歯列の中心（2本の真ん中の前歯の間）が上下でずれてしまいます。

また、奥歯（臼歯）を調べて、交叉咬合が見つかることもあります。

上下の奥歯をかみ合わせると、ふつうは上の奥歯が下の歯よりもわずかに外側（ほお側）に出ています。

もし下の奥歯の側面がほお側に出っ張っているなら、左右方向への横ずれが起きている可能性があります。

交叉咬合は、**顔のつくりや表情をゆがめる**（**左右非対称《たいしょう》にする**）**こともある**ので、程度によっては早めの矯正治療が必要です。

交叉咬合（横ずれ）

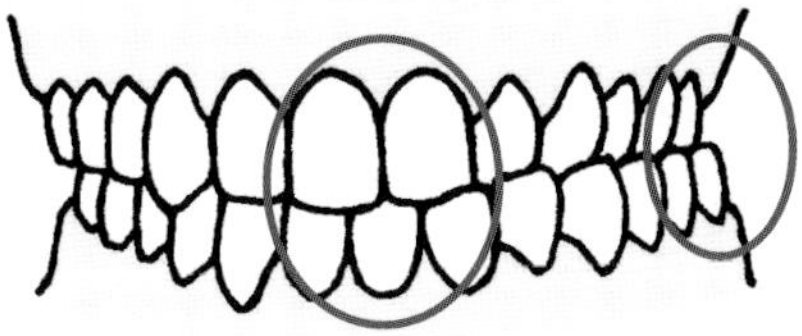

○「歯が一列に並ばず、重なって生えている」→でこぼこ歯（叢生）

歯が一列に並んでいない「**叢生**《そうせい》」は、見た目がわかりやすく、患者《かんじゃ》数も多い不正咬合です。

ほとんどの叢生は「**あごと歯の大きさが釣**《つ》**り合っていない**」ことが原因で起きます。

あごのサイズが小さいなどの理由で、すべての歯が並ぶのに必要なスペースを確保できないと、歯が前後に重なり合ってしまい、でこぼこの見た目になるのです。

また、乳歯の虫歯が原因で永久歯の生えるスペースが不足し、叢生になることもあります。

乳歯の時期はとくに虫歯予防を心がけましょう。

叢生（でこぼこ歯）

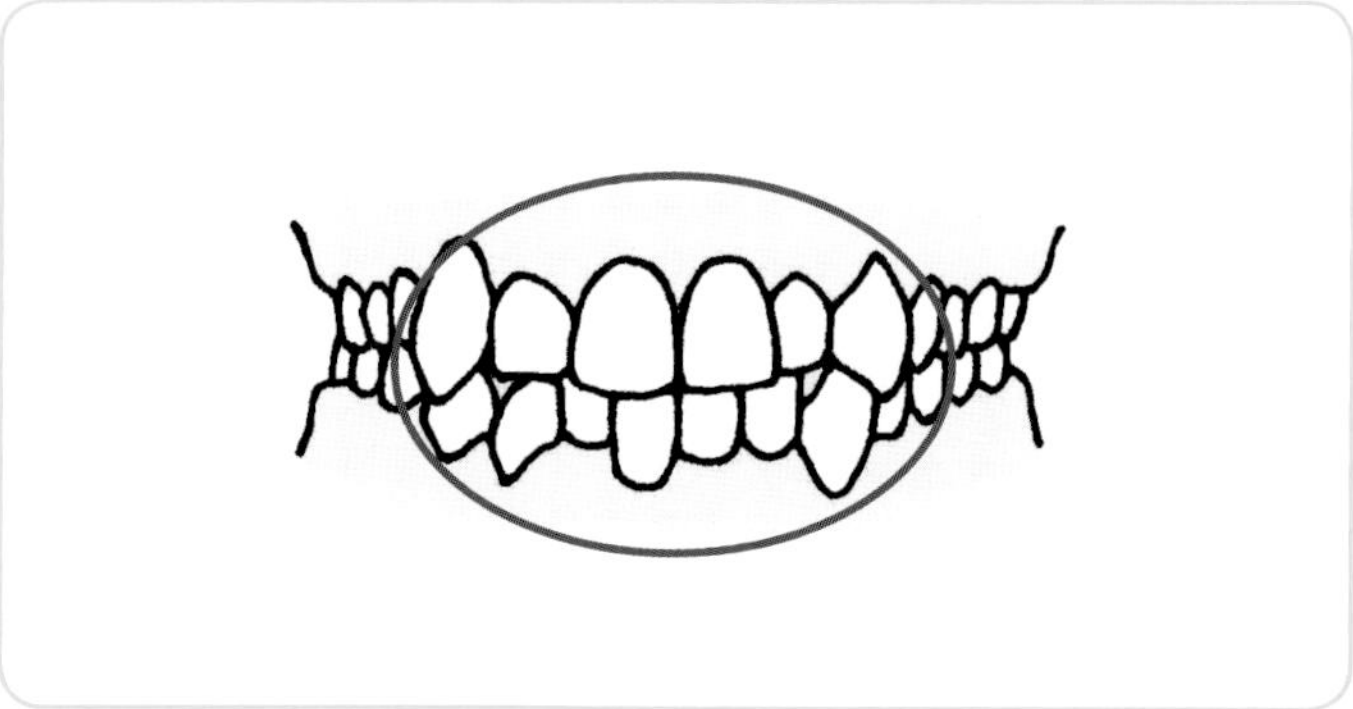

症状で知る悪い歯ならび・かみ合わせ

ここで、第1章の最後に紹介《しょうかい》した症状別チェックリストの答え合わせをしておきましょう。

じつは、あのチェックリストの各項目《こうもく》は、今説明した6種類の永久歯の不正咬合で見られる代表的な症状をピックアップしたものです。

チェック結果の見方は、次のようになります（「受け口」と「ぽっかり前歯」の症状は一部重複しています）。

- 1〜3の中で、2つ以上当てはまった　↓「出っ歯（上顎前突《じょうがくぜんとつ》）」の疑いあり
- 4〜8の中で、2つ以上当てはまった　↓「受け口（下顎前突《かがくぜんとつ》）」の疑いあり
- 5〜9の中で、2つ以上当てはまった　↓「ぽっかり前歯（開咬《かいこう》）」の疑いあり
- 10〜12の中で、2つ以上当てはまった　↓「深がみ（過蓋咬合《かがいこうごう》）」の疑いあり
- 13〜15の中で、2つ以上当てはまった　↓「横ずれ（交叉咬合《こうさこうごう》）」の疑いあり
- 16〜18の中で、2つ以上当てはまった　↓「でこぼこ歯（叢生《そうせい》）」の疑いあり

・1つだけ当てはまった、または（前記のどれにも該当《がいとう》せず）ばらばらに2つ以上当てはまった
→不正咬合の疑いがあるとまでは言えないが、「不正咬合予備軍」かも……

いかがでしたか。

もちろん、このチェックリストだけで、不正咬合の有無や種類を正確に見分けるのは難しいでしょう。

もし当てはまる症状があったら、歯ならびの気になるところを鏡でよく見てみたり、歯科医に相談したりするような使い方をしてほしいと思います（歯ならびのもう少しくわしい見方もこのあと紹介します）。

この症状別チェックリストでむしろ注目してほしいのは、**不正咬合はけっして「見た目が悪い」ですむ話ではない**ということです。

不正咬合では、**食事や会話のときに支障があることも多く、顔のつくりや表情に影響することさえあります**。

また、歯とは一見無関係な原因が隠《かく》れていたりもします。

そして、永久歯が生えはじめて以降に不正咬合があると、矯正歯科での本格的な治療（矯正装置の使用や本書の根底にある筋機能療法《きんきのうりょうほう》の指導）に頼《たよ》らざるをえません。

しかし、本書の後半で解説するように、不正咬合の多くは、**乳幼児のころから「正しい口の使い方」を育ててあげることで予防できます。**

将来、お子さんに不正咬合が原因でつらい経験をさせたくないと思うなら、小さいうちから「しあわせな歯ならび」をつくっていくよう、ご両親が心がけてほしいのです。

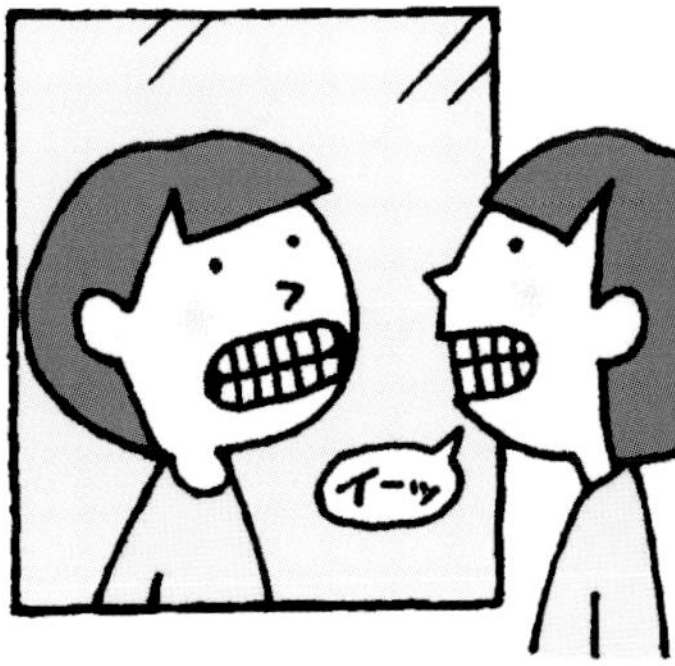

年齢別歯ならびの注目ポイント

子どもの歯ならびを正しく育てるには、まず歯がどのように成長するかを知っておく必要があります。

そこで、赤ちゃんが生まれてから永久歯が生えそろうまで、歯ならびがどう変わっていくかを簡単に追ってみましょう。

また、あくまでご家庭でできる範囲《はんい》でですが、乳歯や永久歯の歯ならびを見る方法もあわせて解説します。先にあげた症状別チェックシートとともに、お子さんやご自分の歯ならびを調べる際に役立ててください。

○0歳〜

人間の歯は、乳歯のときは上下のあごにそれぞれ10本ずつ、永久歯では14本（と親知らず2本）ずつが生えてきます。

乳歯で最初に生えてくるのは前歯（切歯《せっし》）で、ふつう次の順番で歯茎《はぐき》から顔を出します。

- **生後7カ月ごろ**：下あごの真ん中の前歯2本が生える
- **生後9カ月ごろ**：上あごの真ん中の前歯2本が生える
- **1歳前後**：真ん中以外の前歯も生え、上下4本ずつの前歯がそろう

生後半年くらいから前歯が生えそろうまでのこの期間、赤ちゃんは母乳やミルクから離乳《りにゅう》し、ふつうの食事に徐々《じょじょ》に移行します。

このとき、奥歯の歯茎が歯の生える前から固くなることで、食べ物をある程度かみ砕《くだ》けます。

くわしくは第5章で説明しますが、この時期は**離乳食の献立《こんだて》や与《あた》え方を、歯の生えるタイミングで見きわめること**

歯の名前と役割

切歯《せっし》	上下のあごに4本ずつ生える前歯。 食べ物をかみ切る。
犬歯《けんし》	前歯のわきに左右1本ずつあるとがった歯。 固い食べ物を切り裂《さ》くほか、あごの横方向（左右）の動きをガイドする。
臼歯《きゅうし》	犬歯の奥に生えている奥歯。 乳歯で4本、永久歯で8本（親知らずを除く）ずつ上下のあごに生える。 食べ物をすりつぶしたり、細かくしたりする。

が大切です。

歯の生える時期は個人差もあるので、よく観察するようにしましょう。

○3歳〜

乳歯列が完成するのはだいたい3歳前後です（これも個人差があります）。

乳歯がすべて生えそろい、永久歯がまだ生える前の子ども（3〜5歳くらい）の歯ならびは、5つのポイントでチェックできます（次ページのイラストを参照）。

5つすべてが当てはまるようなら、ひとまず問題のない歯ならびといえます。

チェックポイントの❷や❸にあげたとおり、**乳歯のうちは「すきっ歯」なのが理想的**です。

一見すると、すき間なく歯が生えているほうがよさそうに思えますが、乳歯の場合は、これはあごの成長が不十分な証拠《しょうこ》です。

じつは、乳歯がすきっ歯なのは、あとから永久歯が生えてくるスペースをとっておくため

乳歯の歯ならび・かみ合わせチェック

「横ずれ」がない

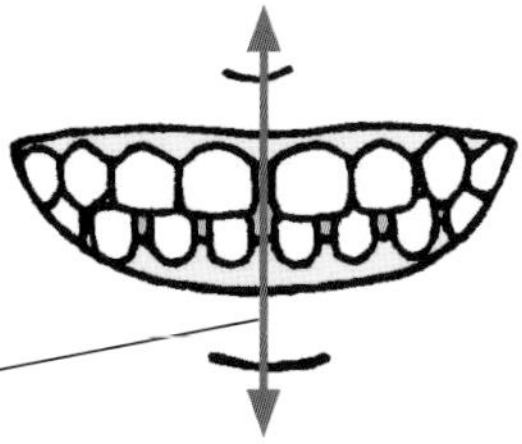

❶歯列の中央（真ん中の前歯の間）が上下でそろい、
顔の中心線とも一致《いっち》する

「あごの発育不足」ではない

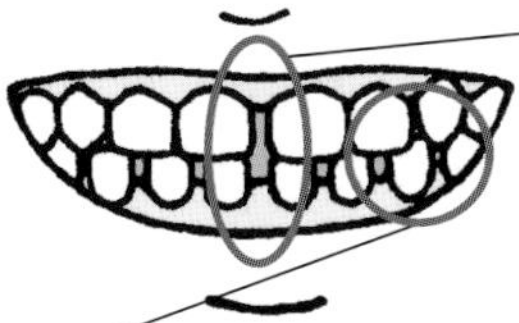

❷上下とも
真ん中の
前歯の間に
すき間がある

❸全体的に隣《となり》の歯との間隔《かんかく》が空いている
（「すきっ歯」である）

「受け口」「ぽっかり前歯」などがない

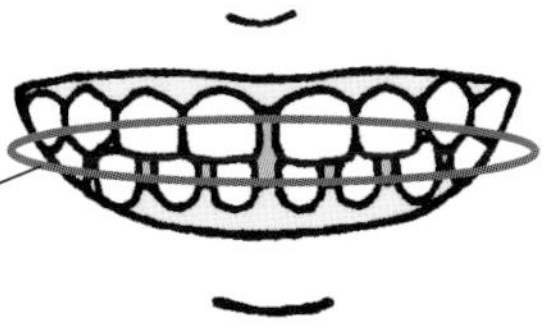

❹すべての上の歯が、下の歯よりもわずかまたは同じくらい
外側（唇・ほおの側）に出ている
❺上下のかみ合う歯同士がすべて接触《せっしょく》し、離《はな》れている歯が1本もない

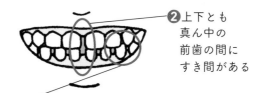

将来「でこぼこ歯」になる一見〝きれいな〟乳歯列

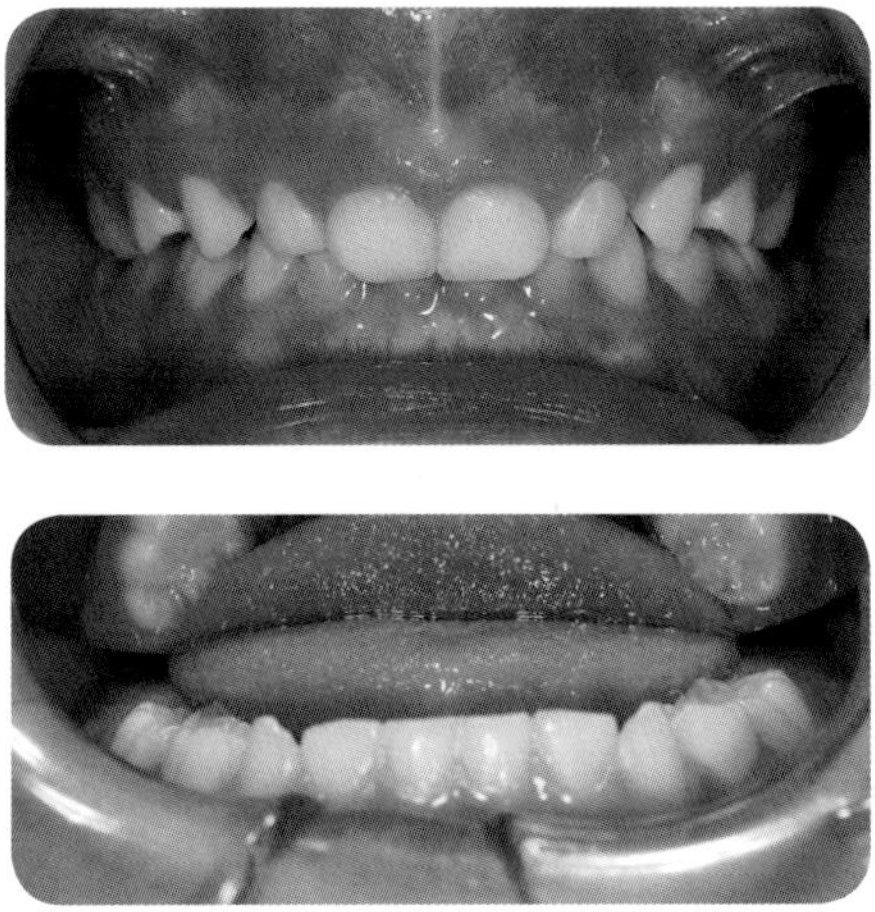

上下のあごとも歯と歯の間にすき間がなく、
永久歯の生えてくるスペースが不足している

です。

乳歯の段階から歯と歯の間《かん》隔《かく》がつまっているようだと、永久歯が生えるときのスペースも足りなくなります。

その結果、狭《せま》いスペースで永久歯がひしめき合い、隣《となり》同士で重なり合ったり、歯が傾《かたむ》いて生えたりすることになるのです。

最近では、こうしたあごの発育不足が原因で、でこぼこの歯ならびになってしまう子どもが増えています。

6歳〜

6歳ごろには、乳歯から永久歯への生えかわりがはじまります。

多くの場合、最初に第一大臼《きゅう》歯《し》が生えてきます。場所は、乳歯の奥歯のすぐ後ろです。

また、7歳くらいからは、上あごの前歯も永久歯に生えかわります。

上の前歯は、はじめ「ハ」の字状に広がって生えるため、**真ん中の前歯の間はすき間が空**

第一大臼歯（6歳臼歯）

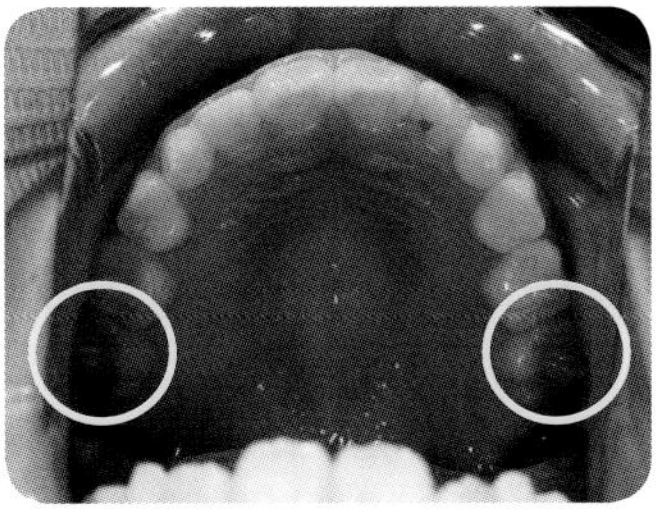

乳歯の奥に最初に生える

みにくいアヒルの子の時期

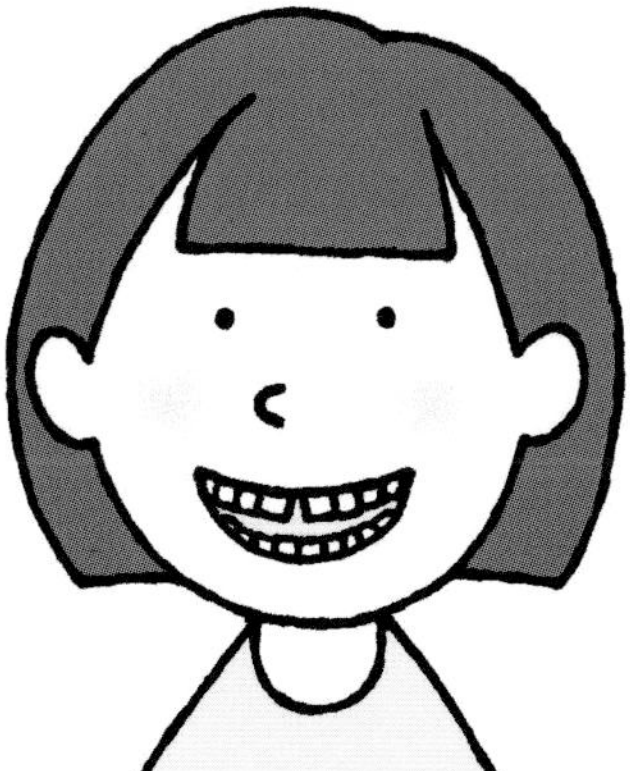

生えかわりで上の前歯が
「ハ」の字に！

いた状態になります。

しかし、これは成長の途中《とちゅう》に見られる**一時的な現象**です。だいたい12歳ころまでに、あとから生えてきたほかの歯に押《お》されてすき間が閉じ、整った歯ならびに落ち着きます。

いったんは崩《くず》れた歯ならびがその後きれいに生えそろう様子から、これを「**みにくいアヒルの子の時期**」と呼んだりします。

○12歳〜

親知らず（第三大臼歯）以外のすべての永久歯が生えそろうのは、だいたい12歳前後です。この章の冒頭《ぼうとう》でも述べたとおり、この段階まで来ると、親が手助けする「歯ならびづくり」はひとまず完了《かんりょう》ということになります。

永久歯の歯ならびが正常かどうかは、乳歯と同じく5つのチェックポイントで確認できます（次ページのイラスト）。

永久歯の歯ならび・かみ合わせチェック

●「**横ずれ**」がない

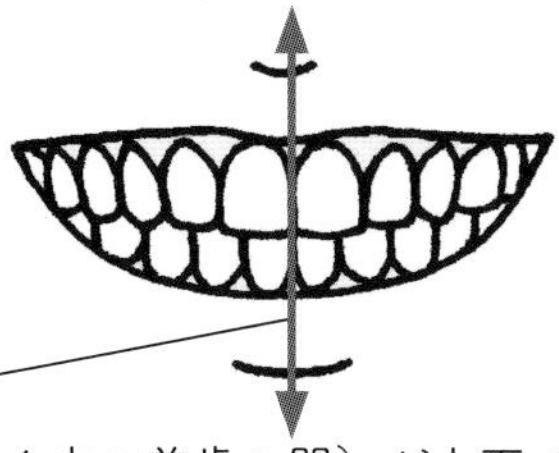

❶歯列の中央（真ん中の前歯の間）が上下でそろい、
顔の中心線とも一致する

●「**すきっ歯**」や「**でこぼこ歯**」ではない

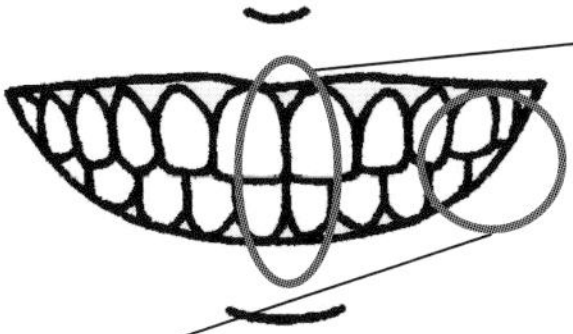

❷上下とも
真ん中の
前歯の間に
すき間がない

❸隣り合う歯同士が重なり合ったり、
でこぼこに並んだりしていない

●「**受け口**」「**ぽっかり前歯**」などがない

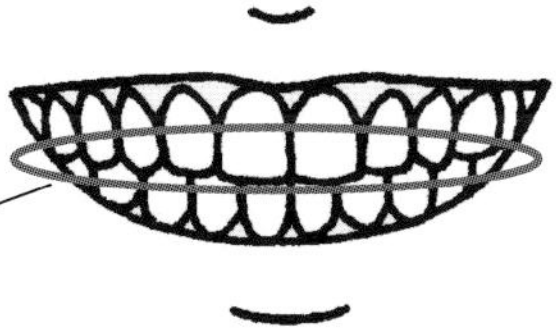

❹すべての上の歯が、下の歯よりも外側（唇・ほおの側）に
出ている
❺上下のかみ合う歯同士がすべて接触し、離れている歯が1本もない

第三大臼歯（親知らず）のレントゲン写真

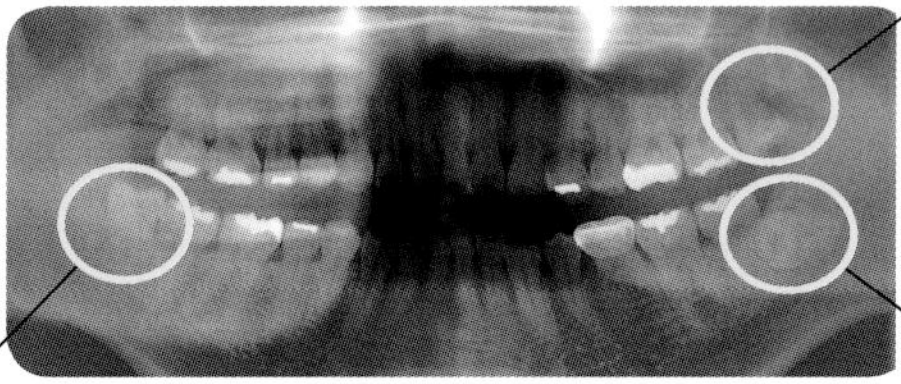
スペースがあれば、
ほかの歯と同様に
生える
スペース不足で、
骨に埋まったまま
スペース不足で、傾いて生えている

ただし、チェックする内容は、乳歯のときとは一部ちがっています。

たとえば、乳歯や「みにくいアヒルの子の時期」には正常だった前歯の「すきっ歯」は、永久歯が生えそろったあとはむしろないほうがいい「悪い歯ならび」です。

なお、最後まで残った親知らずは、20歳前後に生えてきます。

しかし、いまの日本人は**あごの奥行きが足りずに、親知らずが歯茎の下の骨に埋**《う》**まったまま生えてこなかったり**、ほかの歯に干渉《かんしょう》して抜歯《ばっし》されたりするケースが多々あります。

さらに、**最近はもともと親知らずがない子どもも増えていて**、歯の数は退化する傾向《けいこう》ともいわれています。

第3章

歯ならびはどうして悪くなる?

——大事なのは遺伝より育て方

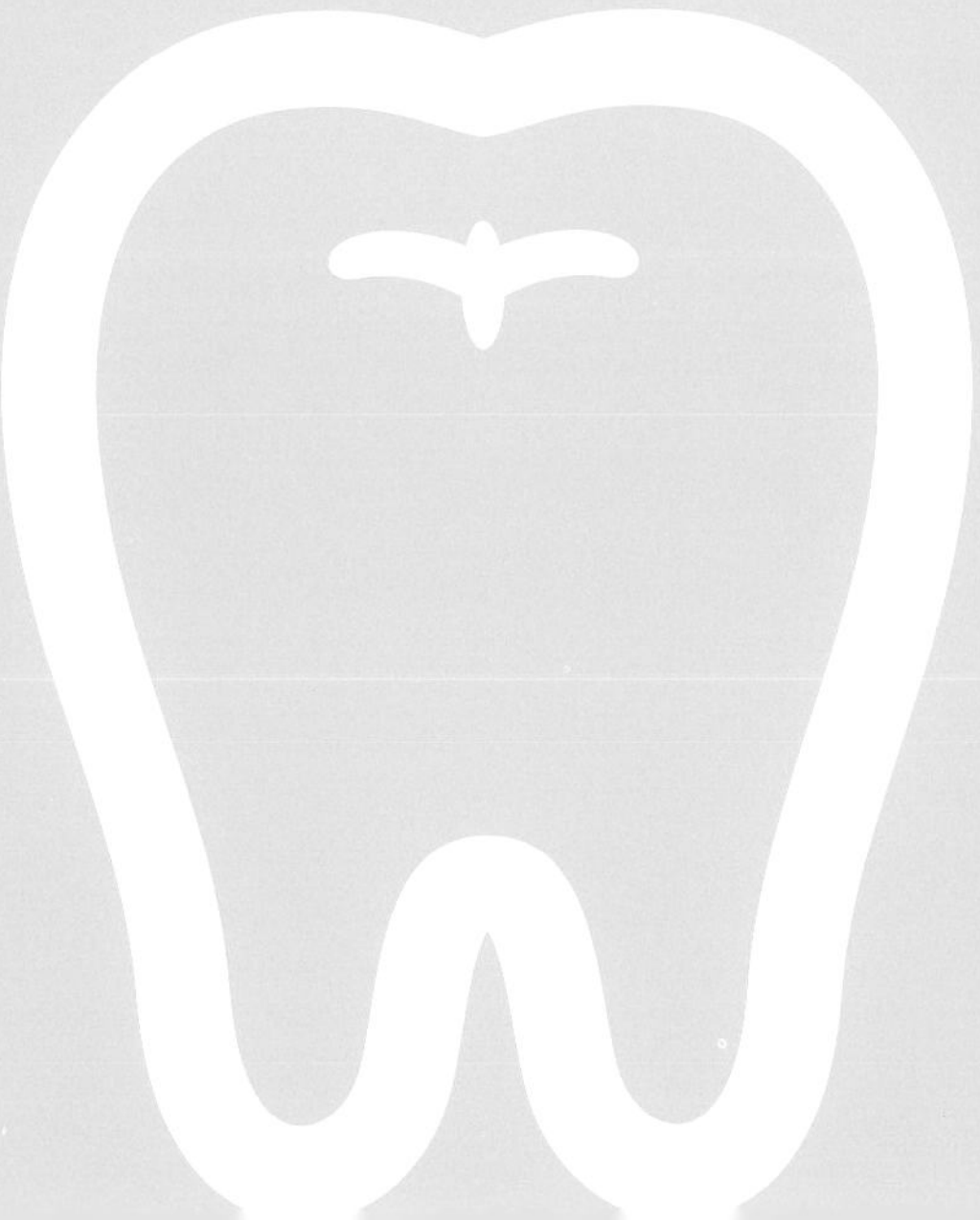

歯ならびは遺伝じゃない!

「歯ならびの善し悪しは、結局のところ遺伝で決まる」、そう思いこんでいる人は意外と多いのではないでしょうか。

そういう人には、まず次ページの写真を見てほしいと思います。
この3歳《さい》の男の子は、上の前歯2本が前に出ている、いわゆる「出っ歯」の状態です。
しかし、この子の両親は、どちらもいわゆる「出っ歯」の家系ではありません。
では、なぜこの子の歯ならびは、出っ歯気味になっているのでしょうか。

ここで大切になってくるのが、「口がそのはたらき(機能・役割)を正しく果たせているか」「口に関係している悪い癖《くせ》がないか」という考え方です。
歯ならびは、顔の骨格などの遺伝上の特徴《とくちょう》や乳歯の抜《ぬ》けるタイミングなど、さまざまなところから影響《えいきょう》を受けます。

けれども、じつは**子どもの不正咬合《こうごう》にもっとも大きく影響するのは、口のはたらきに関する何らかの異常や、口にまつわるよくない癖なのです。**

実際、私のクリニックを訪れる患者《かんじゃ》さんのじつに9割以上は、こうした「口のはたらきの異常」や「口にまつわる悪い癖」によって引き起こされた不正咬合を持っています。

歯ならびは遺伝よりも環境的影響が強い

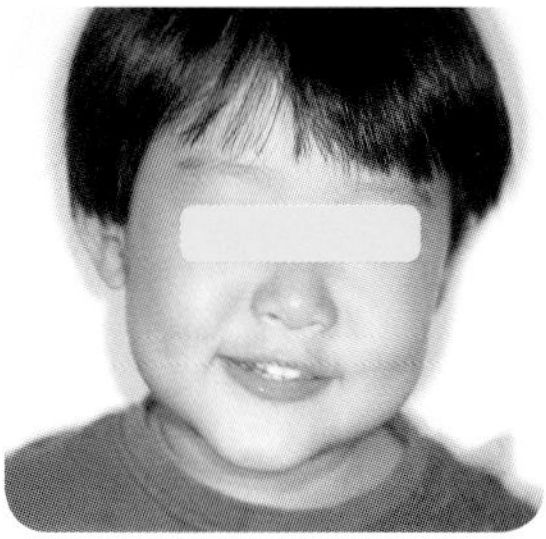

とある3歳の男の子
顔立ちなどの骨格は、遺伝の影響が強い

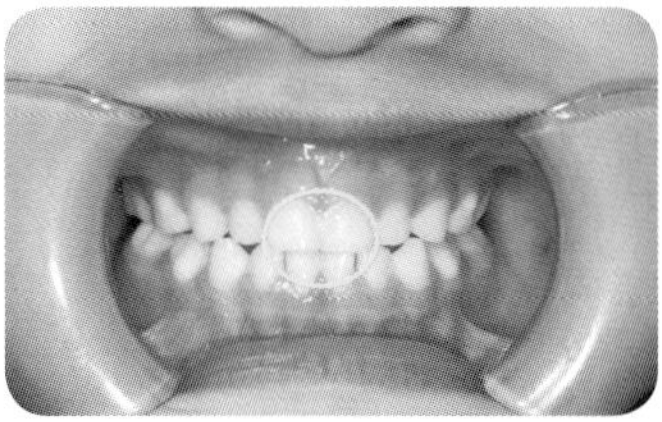

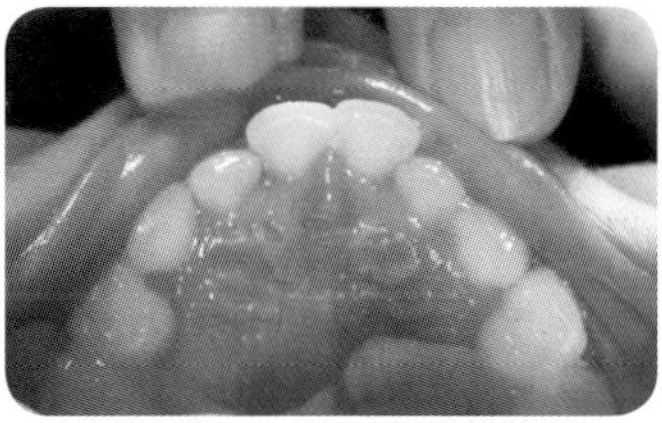

前歯はでこぼこ。特に上の前歯2本は
前に出ていて、出っ歯の状態

両親とも出っ歯ではなく、
遺伝の影響ではない

歯ならびと「口のはたらき・口の癖」

不正咬合につながる「口のはたらきの異常」や「口にまつわる悪い癖」には、さまざまな種類があります。

代表的なものは次のとおりです。

食べるときのかみ方、飲みこみ方に問題がある

食べ物を口の中に収め、細かくかみ砕《くだ》き、ごくんと飲みこむのは、口（唇《くちびる》や舌、ほお）とあご、そして歯の大切な役割です。同時に、食べ物をかんだり、飲み物を飲んだりする動作は、歯ならびに影響する口やあごの筋肉をきたえる〝筋トレ〟にもなっています。

しかし、左右のどちらか一方でものをかむ癖や、舌や下あごを前に突《つ》き出して食べ物を迎《むか》え入れる「迎え舌」など、**まちがった食べ方が習慣になっていると、毎日の食事だけで不正咬合の原因になってしまいます。**

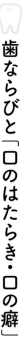

口呼吸をいつもしている

鼻ではなく口で呼吸することを「口呼吸」といいますが、この**口呼吸と不正咬合には密接な関係があります。**

運動時や風邪《かぜ》をひいたときなどに、一時的に口呼吸になるのはまったく問題ありません。しかし、とくに理由もないのに、いつも口をぽかんとしていたり、うっすら開いていたりする場合、そうした慢性的《まんせいてき》な口呼吸がさまざまな不正咬合の原因となります。

舌の位置や使い方がおかしい

話すときに舌が口からよく見える、あるいは口からわずかに舌を出したり、上下の前歯の間に舌をはさんだりしていることがしょっちゅうある。

お子さんやみなさんご自身はそんなことはないですか。

舌が口からとび出すことは、生後7カ月ごろまではふつうにあります。

しかし、それ以降の年齢《ねんれい》でそうした姿を目にするのは、舌を置く場所や動かし方がおかしい証拠《しょうこ》です。

このような舌のまちがった位置や使い方も、不正咬合の原因になります。

あとでくわしく説明するように、**舌や唇、ほおといった口のまわりの筋肉の使い方は、歯ならびにとても大きな影響を及《およ》ぼします。**

○唇をよくかんだり、巻きこんだりする

上の前歯で下唇を強くかみしめたり、唇を「ンッ」と巻きこんだりするのも、**歯やあごに対してよけいな力をかけることになります。**

気づかないうちに前歯が外側や内側に傾《かたむ》き、「上顎《じょうがく》前突《ぜんとつ》（出っ歯）」や「過蓋咬合《かがいこうごう》（深がみ）」を引き起こすのです。

唇をかむ

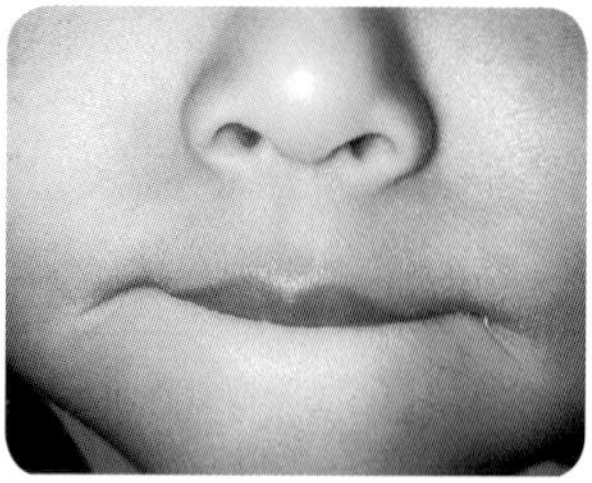

唇を巻きこむ

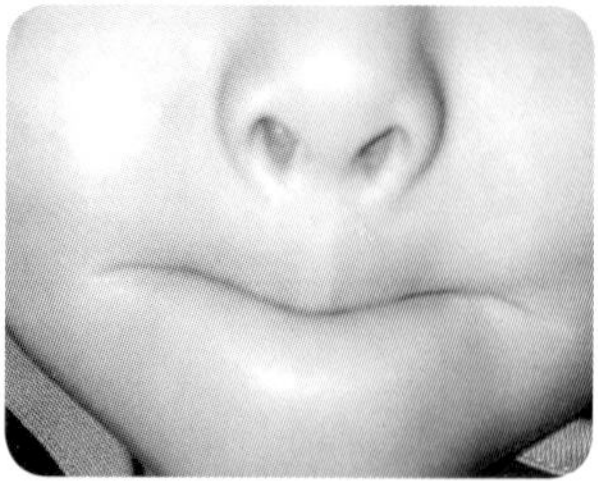

ほおづえをつく、いつも同じ向きで寝るといった姿勢の癖がある

みなさんは、ほおづえや寝《ね》るときの姿勢が、ご自身やお子さんの歯ならびを悪くしているなどと考えたことがありますか？

こうした姿勢の癖は、あごに大きな負担をかけて、「交叉咬合《こうさこうごう》（横ずれ）」や「下顎前突《かがくぜんとつ》（受け口）」などを引き起こします。じつは意外と多いケースです。

指しゃぶりやおしゃぶりをやめられない

指しゃぶりは赤ちゃんの本能的な行動ですが、乳歯が生えそろってからも続けていると、上あごの発育を妨《さまた》げたり、「開咬《かいこう》（ぽっかり前歯）」などの不正咬合の原因となったりします。

できれば2、3歳、遅《おそ》くとも4歳までにはやめたい悪い癖です。

悪い歯ならびは予防できる！

こうしてみると、歯ならびの善し悪しは、ほとんどの場合で、親からの「遺伝」ではなく、その子が生まれたあとの「環境《かんきょう》」で決まることがわかると思います。

つまり、**「親が子どもの口をどう育てるか」が、子どもの将来の歯ならびを決めるカギになる**のです。

そう聞くと、少なからずプレッシャーを感じる親御《おやご》さんもいるでしょう。

しかし、ものは考えようです。

歯ならびが遺伝でないなら、多くの場合、**悪い歯ならびは未然に防げる**ということになります。

そう、悪い歯ならびは予防できるんです！

あるいは、第2章で紹介《しょうかい》した「歯ならび・かみ合わせチェック」でお子さんの歯を調べてみて、「もしかして、うちの子の歯ならびは問題があるんじゃ……」と思った人は、すっかり落ちこんでしまっているかもしれません。

けれども、乳歯では、たとえ歯ならびが悪かったとしても、その症状《しょうじょう》は軽微《けいび》なことが多いです。

また、お子さんの歯やあごはこれからどんどん成長し、大きく変わっていきます。

したがって、**乳歯のうちに口のはたらきの異常や悪い癖を直してあげれば、狂《くる》いかけた歯ならび・かみ合わせを正しい方向に軌道修正《きどうしゅうせい》する余地は十分にあります。**

次章では、「子どもを将来悪い歯ならびにしない」ために知っておいてほしい、口とからだの話を少しくわしくしたいと思います。

口のはたらきの異常・悪い癖を直す

本書の考え方のベースにある「筋機能療法《きんきのうりょうほう》」では、**トレーニングなどにより口の機能**（筋肉のはたらき）**を改善することで、自然なかたちで歯ならびを整えます**。写真の開咬《かいこう》（ぽっかり前歯）の患者《かんじゃ》さんは、そのような治療《ちりょう》の一例です。

永久歯がすでに生え、かつ比較的《ひかくてき》重い不正咬合だったため、筋肉自体の力を正しく誘導《ゆうどう》するタイプの矯正《きょうせい》装置も使っていますが、ワイヤーやばねの力で強制的に歯を並べる治療とちがって口の機能そのものが改善されるため、歯ならびが再び崩《くず》れたりせず、生涯《しょうがい》を通じて長く安定します。

9歳（初診時）

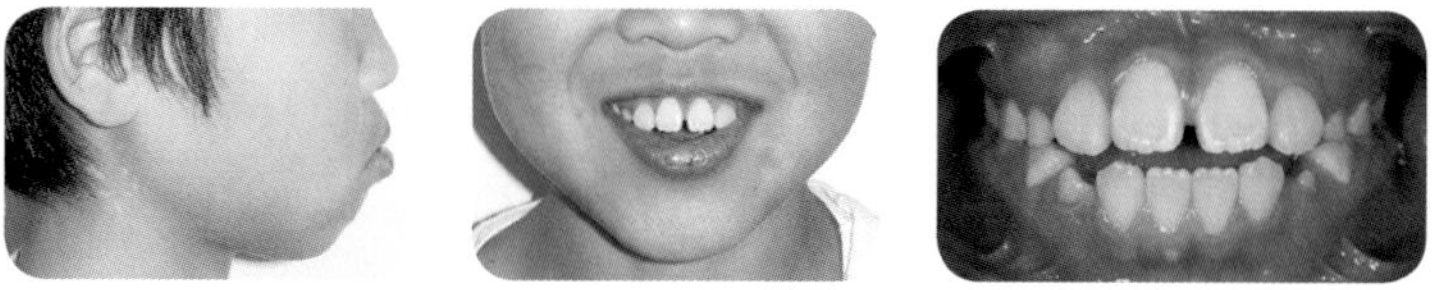

舌を前に出す癖により上下の前歯が前方に押《お》し出され、すき間が空いてしまった開咬の症例。口をきちんと閉じられないために慢性的《まんせいてき》な口呼吸となり、それが原因で上下の唇が乾燥《かんそう》し、赤くはれている。

↓

10歳（トレーニングと機能的矯正装置使用の併用《へいよう》）

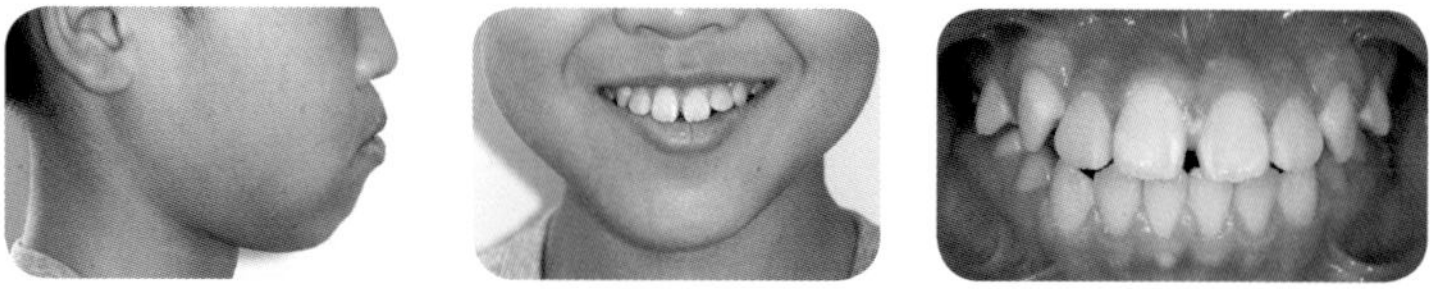

舌の位置を改善する治療を行うことで、前歯のすき間が少しずつ閉じてきた。鼻呼吸ができるようになってきて、唇のはれ・乾燥もわずかに改善している。

↓

14歳（トレーニングのみ継続《けいぞく》、経過観察後）

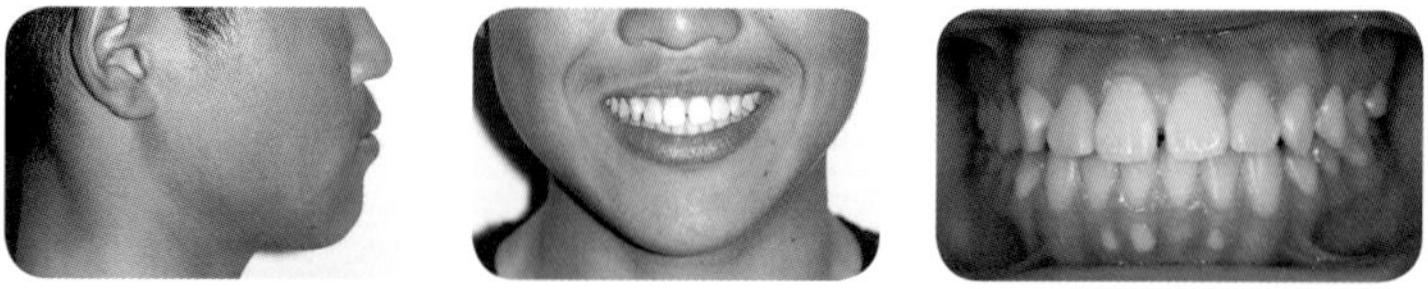

機能的にはまったく問題ないかみ合わせまで改善。リラックスした唇の閉じ方や表情の自然さから、きちんと鼻呼吸できていることがわかる。舌の位置の改善により、下あごの成長方向が前方へと正常化し、骨格自体も良好な状態になった。

第4章

正しい「口の使い方」って何？

――口・あご・姿勢との深〜い関係

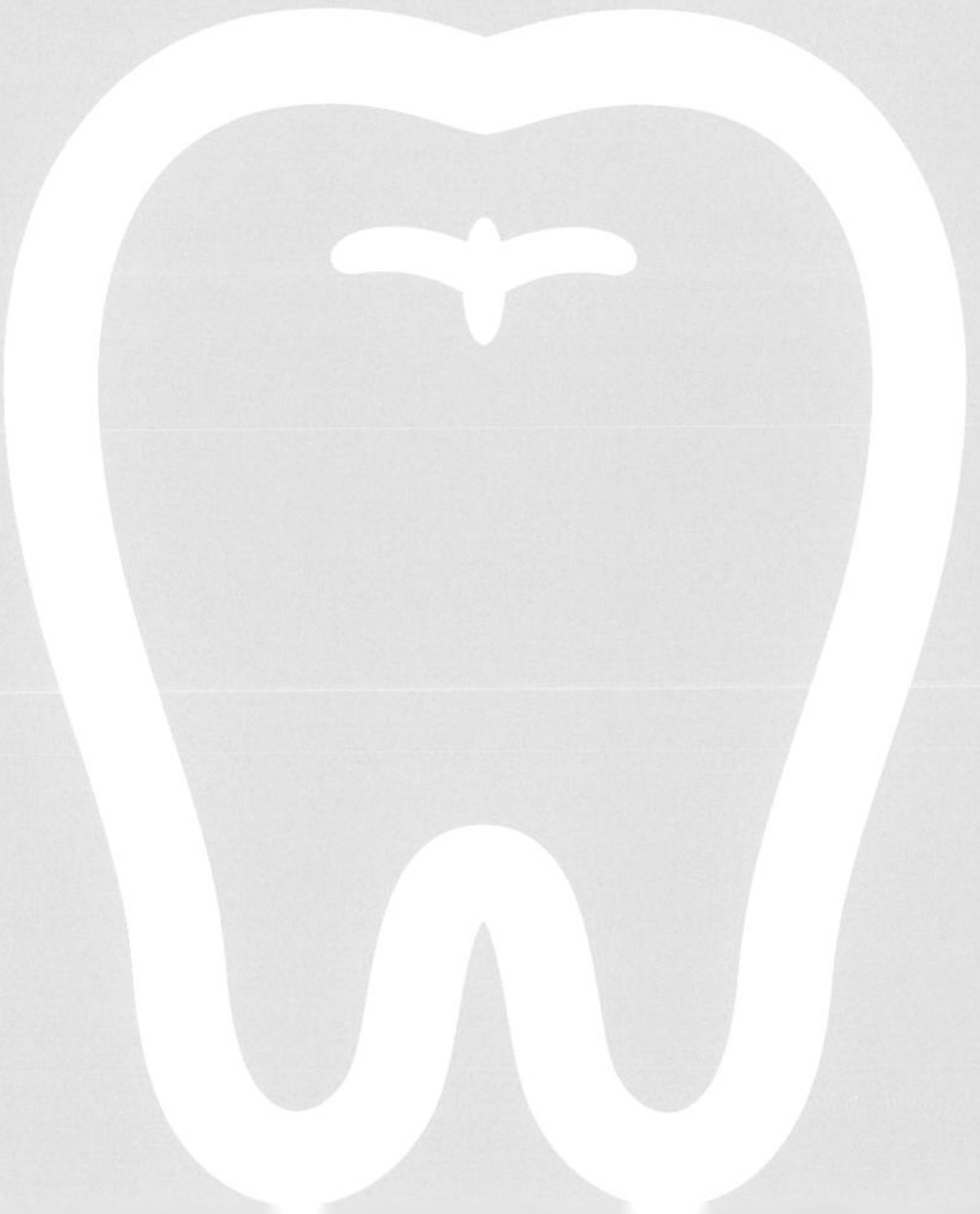

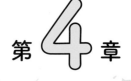

歯ならびを決める「口の使い方」

第3章で説明したように、「口のはたらき（機能・役割）の異常」や「口にまつわる悪い癖《くせ》」は、歯ならびに大きな影響《えいきょう》を及《およ》ぼします。

これらをあえて**一言でまとめるなら、「口の使い方」に問題がある**ということです。

口の中には舌があり、口のまわりは唇《くちびる》やほおに囲まれています。

そして、ものを飲み食いしたり、話したりするときの複雑な動きは、これら舌・唇・ほおの筋肉によって実現されています。

食べ物をかむときのあごの動きも、もちろん筋肉によるものです。

さらに、たとえ口を動かしていないときであっても、口を閉じておくためにこれらの筋肉が機能しています。

歯ならびに影響する「口の使い方」とは、要するにこうした筋肉をはじめ、口に関係するからだの各部分を正しく使えているかどうか、ということです。

では、正しい口の使い方とはどのようなものなのか、ひとつずつ順番に見ていきましょう。

鼻（口じゃなく）を使って呼吸する

とくに何もせずに口を閉じているとき、みなさんの舌は口の中のどのあたりにありますか。

じつは、舌には正しい置き場所があり、それは呼吸とも深くかかわっています。

その場所とは、上あごの内側にあたる「口蓋《こうがい》」です。

舌の真ん中あたりが口蓋にふわっとふれた状態で、かつ舌の表面の大部分も口蓋に実際につくか、ほとんどつくくらいの高い位置にあることが大切です。

このときの**理想的な舌のかたちは、ぷっくりと中央部の盛り上がった「高級品の立派なたらこ」をイメージ**してください。

鼻呼吸と舌の関係

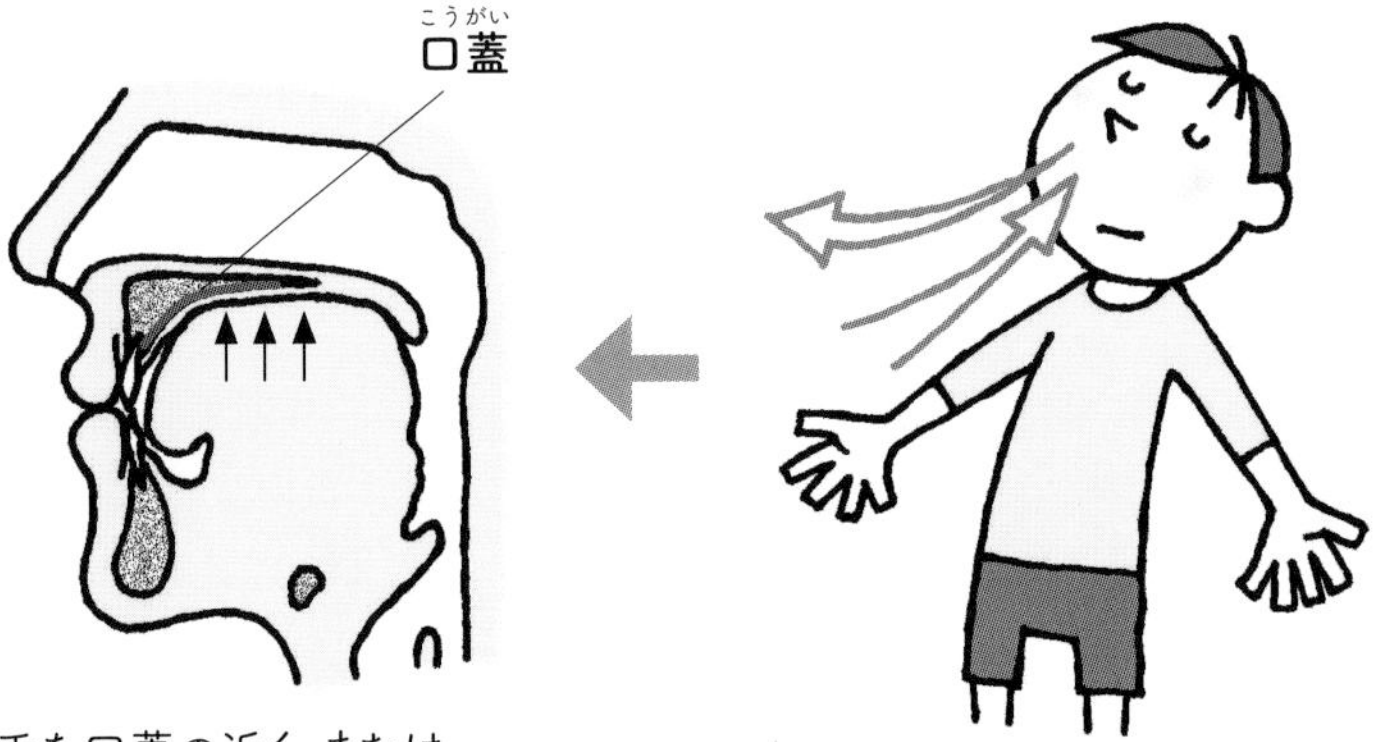

舌を口蓋の近く、または
ふれた状態で維持《いじ》できる

ふだん鼻呼吸をしていると…

といっても、舌の位置やかたちをふだんから意識する必要は必ずしもありません。じつは、口をきちんと閉じて、鼻で呼吸するようにすると、舌は自然と口蓋のほうに持ち上がります（イラストを参照）。

したがって、ふだんから鼻呼吸を意識することで、舌の位置やかたちもちょうどいい感じになるのです。

子どものときから、こうした鼻呼吸と舌の置き方が身についていると、舌の筋力で上あごが内側から押《お》し広げられ、上あごが下あごよりも大きく立派に育ちます。

なお、ふだん鼻ではなく口で呼吸することの弊害《へいがい》は、のちほどまとめて紹介《しょうかい》します。

食べるときなどに口を閉じる

私たちはものを食べるとき、あごを動かして歯でかみ砕《くだ》きます。

しかし、じつはその間、ほおや唇も大事な役割を果たしています。

それは、食べ物が口の外にこぼれたり、歯の外側にたまったりしないようにし、歯の上に戻《もど》してやることです。

餅《もち》つきにたとえるなら、歯がお餅（口の中の食べ物の塊《かたまり》）をつく杵《きね》、ほおや唇は臼《うす》、そして舌は餅のかたちを整える「返し手」の人といえます。

よく言われる「口をあけたまま ものを食べない」というマナーは、ほおや唇の機能を正しく使ううえでも理にかなっているのです。

また、口を閉じておくことが大切なのは、ものを食べるときだけにかぎりません。

じつは、**ふだん口をきちんと閉じているかどうかが、歯ならびに大きく影響します**。

唇の筋肉やほおの筋肉は、口の中に並んだ歯に対して外側から圧力をかけ続けています。

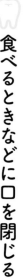

この唇・ほおの筋力と、口内の舌の筋力とのパワーバランスが、歯がまっすぐ理想的な位置に並ぶために役立っているのです。

ふだんから口が開き気味だと、歯の外側と内側で押《お》し合うこのバランスが崩壊《ほうかい》し、歯ならびやかみ合わせが崩《くず》れてしまうことがあります。

舌を突き出さずに飲みこむ

先ほど説明したとおり、舌は口蓋《こうがい》につくくらいせり上がっているのが正常な状態です。

しかし、人によっては、舌全体が平べったく下がり気味で、舌の表面が口蓋からはほど遠い位置にあることがあります。

このように舌が力なく下方に落ちていると、本来上あごのほうに向くはずの舌の圧力が、

唇・ほおの筋肉と舌の筋肉のバランス

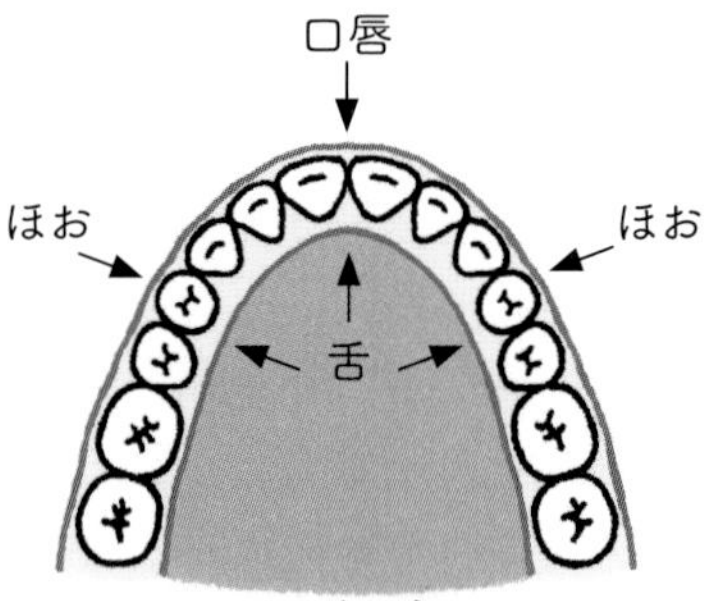

外側と内側の力の均衡《きんこう》が
何かの原因で崩れると、歯ならびも崩れる

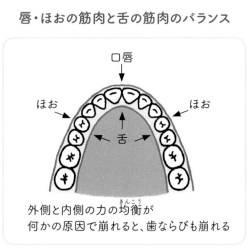

下がった舌が引き起こす不正咬合

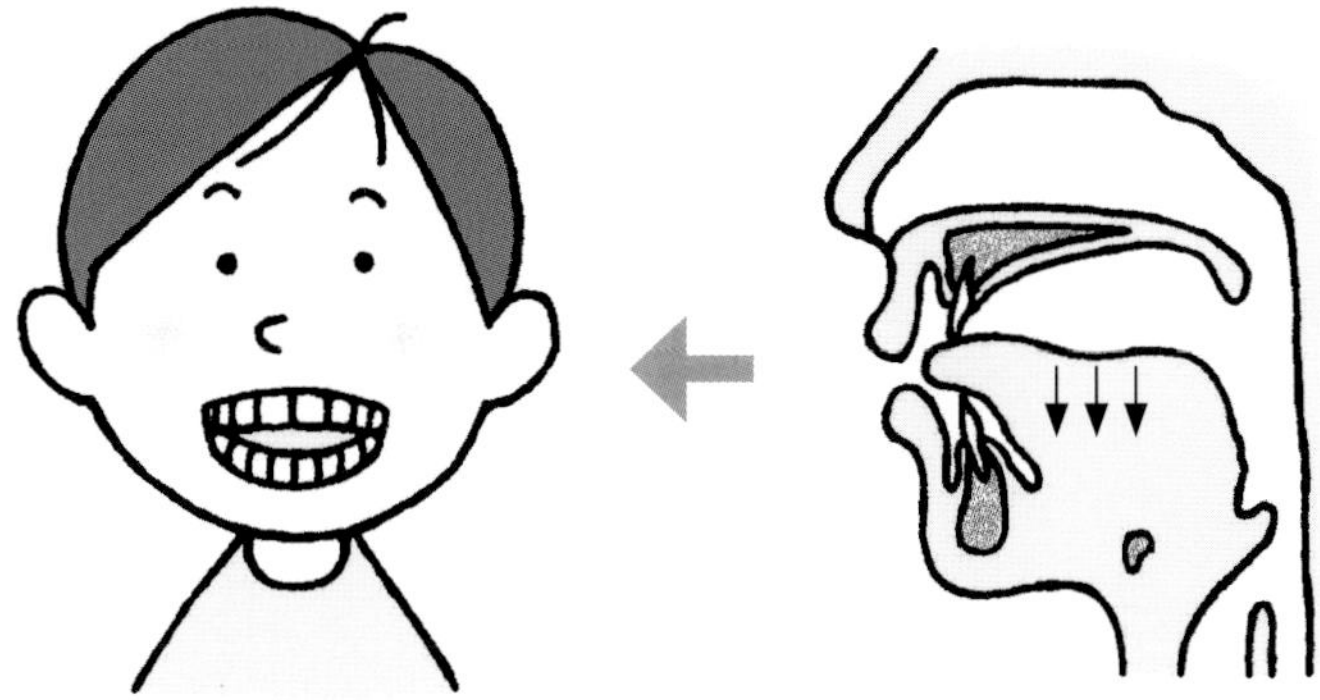
受け口や開咬になってしまう
舌が平らに下がって、
前歯に力がかかると…

前方の舌先にもかかるようになります。

その結果、下の前歯が前に押されて受け口になったり、上下の前歯の間が空いてしまう開咬《かいこう》を生じたりします。

舌が下がって前に出てしまう原因としてよくあるのが、乳児のときの飲みこみ方が大人になっても残っているケースです。

本来は、離乳《りにゅう》期以降に、舌を高い位置で使う大人の飲みこみ方に切り替《か》わるはずですが、何らかの原因で舌を低く前に突《つ》き出す「赤ちゃんのミルク飲み」から抜《ぬ》けきれていないのです。

この飲みこみ方の移行については、第5章でくわしく説明します。

「いつも口呼吸」は絶対ダメ！

人間は、生物学的・医学的に見て、口を閉じて鼻で呼吸をするのが本来の姿です。

とはいえ、激しい運動のあとや風邪《かぜ》で鼻づまりのときなど、ときには口で呼吸することもありますよね。

しかし、とくに理由もないのに、ふだんから**口呼吸**（「くちこきゅう」または「こうこきゅう」と読みます）をしている場合は注意が必要です。

口呼吸をしていると、呼吸のために口がポカンと開いたままになります。

これは、口を閉じて行う鼻呼吸と比べて、次のようなデメリットがあります。

○口の筋力バランスが崩れ、歯ならびが乱れる

先ほども説明したとおり、歯列の内側にある舌と外側にある唇・ほおは、互《たが》いの筋力のバランスで歯ならびを整えています。

しかし、口呼吸をするために口が開きっぱなしだと、**舌は本来の定位置である上あごから離《はな》れ、下方に落ちてしまいます。**

また、上下の唇の筋力バランスも崩れます。**上唇では閉じる力がゆるみ、唇が上にまくれあがったり、長さが短くなったりします。**

一方、下の唇にはよけいな力が入り、**唇をかむ癖を誘発《ゆうはつ》したりします。**

このように、慢性的《まんせいてき》な口呼吸が口のまわりの筋肉のバランスを大きく崩すことで、歯ならびも乱れてしまうのです。

〝あごなし〟の顔つきになってしまう

口呼吸が長期間続くと、顔自体のつくりもしばしば変えてしまいます。

下あごが舌に押し下げられて、通常よりも下方に伸《の》び、かつ後退してしまうのです。

その結果、**面長《おもなが》でありながら「あごがない」ように見える独特の顔つきになります。**

○猫背になってしまう

口呼吸をしているとき、上あごから離れて下方に落ちた舌は、のどの気道（空気の通り道）をふさいで狭《せま》くしてしまいます。

すると、たいていの場合、**息苦しさを解消するために気道を確保しようとして、首を前に突き出した姿勢をとる**ことになります。

いわゆる「**猫背**《ねこぜ》」です。

口呼吸を慢性的にしている子どもは、このような猫背になっていることがよくあります。

○上あごが成長せず、鼻の通りも悪くなる

上あごやその歯列が大きく成長するには、口蓋《こうがい》にかかる舌の圧力が欠かせません。

しかし、口呼吸にともない舌の定位置が下がってしまうと、こうした上あごへの舌のサポートが受けられなくなります。

そのため、**上あごの歯列がV字状に狭まったり、歯列にゆがみが生じたりする**ことがあり

口呼吸が咬合と顔つきなどに与える影響

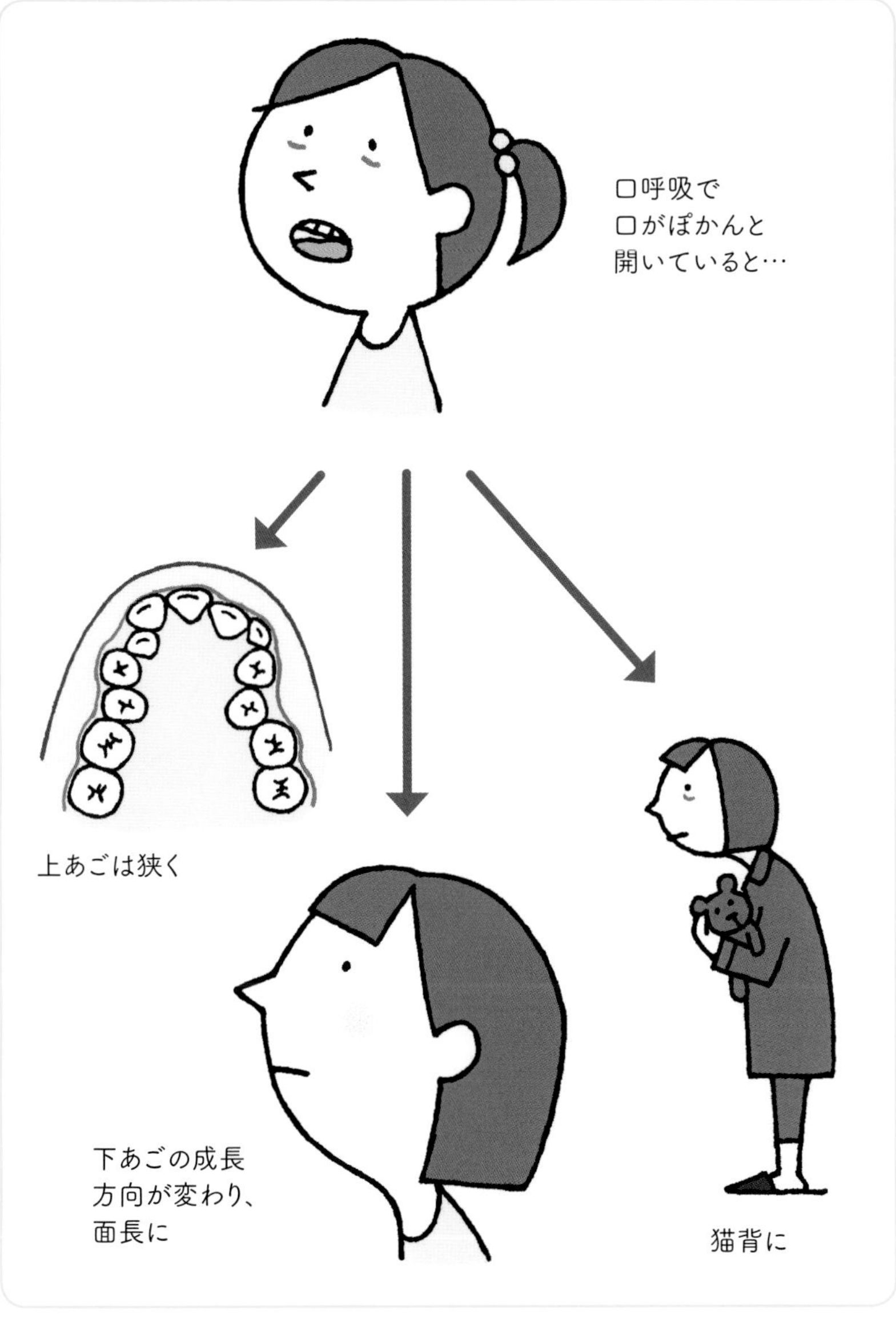
口呼吸で
口がぽかんと
開いていると…
上あごは狭く
下あごの成長
方向が変わり、
面長に
猫背に

ます。

さらに、上あごの成長と鼻腔《びくう》（鼻の穴の内部）の発達には密接な関係があります。慢性的な口呼吸が原因で**上あごが正しく成長できないと、鼻腔も狭くて小さいものにしかなりません。**

すると、いわゆる「**鼻の通りが悪い**」状態になり、ますます鼻呼吸がしづらくなってしまいます。

いかがでしたか。

口呼吸の慢性化を予防するには、もちろんまずは鼻呼吸を意識することです。また、あとで紹介する姿勢への注意や、鼻炎《びえん》の予防にも気を配りましょう。

〝歯の土台〟あごの成長と咀嚼筋

続いて、「歯の土台」ともいえる、あごについて見てみましょう。

実際に歯がどのように生えているのかを示したのが、下のイラストです。

あごの骨には「**歯槽**《しそう》（**歯槽骨**《しそうこつ》）」と呼ばれる部位があり、それぞれの歯はこの歯槽骨に埋《う》まるようにして生えています。

そのため、もし**あごの骨が十分に成長できないと、歯ならびやかみ合わせにも大きく影響してきます。**

では、大きくて丈夫《じょうぶ》なあごの骨を育てる

「歯の土台」あごの歯槽骨

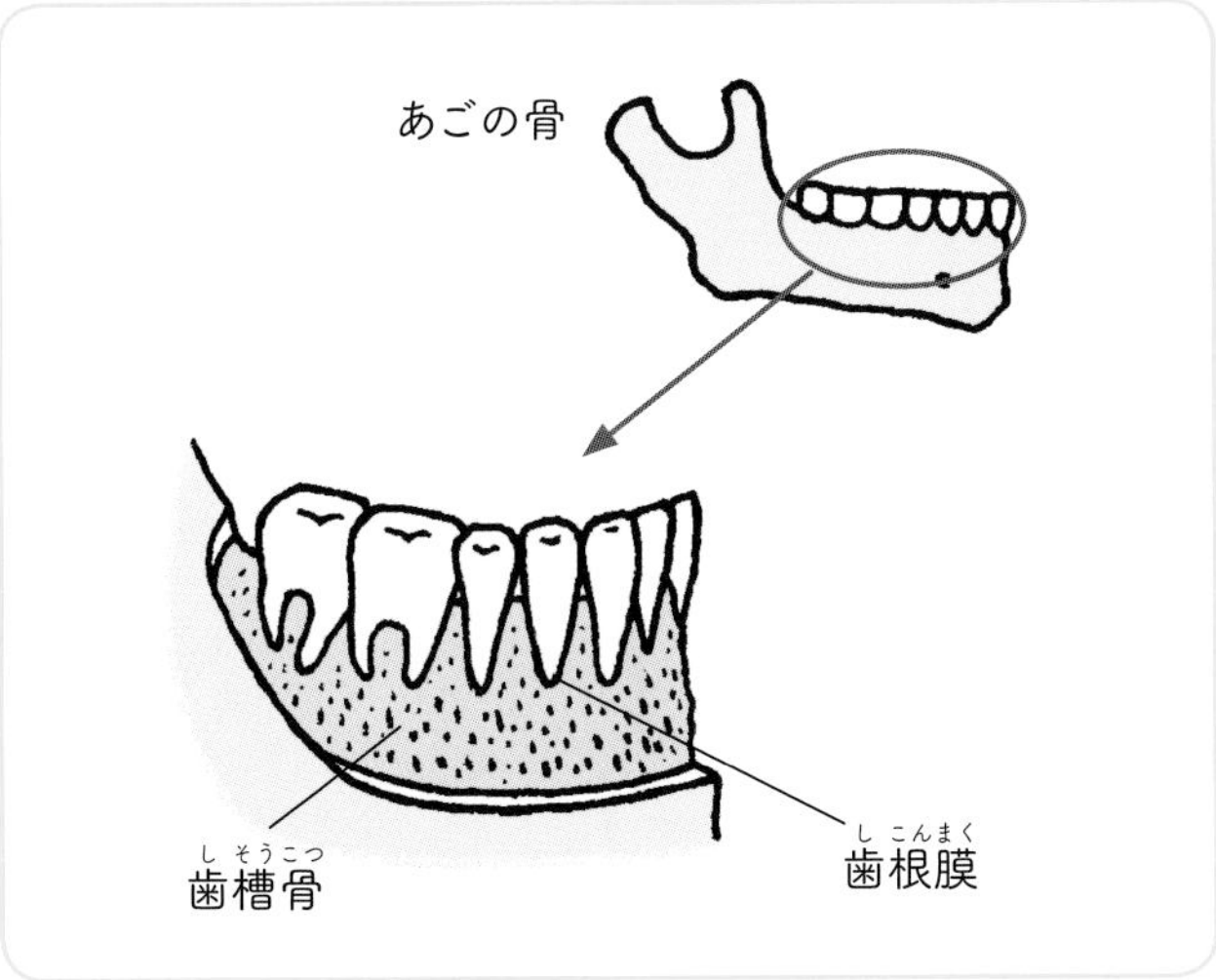

にはどうすればよいのでしょうか。

カギを握《にぎ》るのは「**咀嚼筋**《そしゃくきん》」、つまり食べ物を咀嚼するときに使う（複数の）筋肉です。

一般的《いっぱんてき》に、丈夫な骨というのは、まわりの筋肉によって相応の負荷がかかることでつくられます。

したがって、しっかりした**あごの骨をつくるには、それに見合う負荷をかけられる咀嚼筋がまず必要**です。

ほかの筋肉と同じく、咀嚼筋も正しく使うことで正しく発達します。

そのためにも、お子さんの**食生活はとても大切**です（くわしくは第5章で説明します）。

咀嚼筋の例

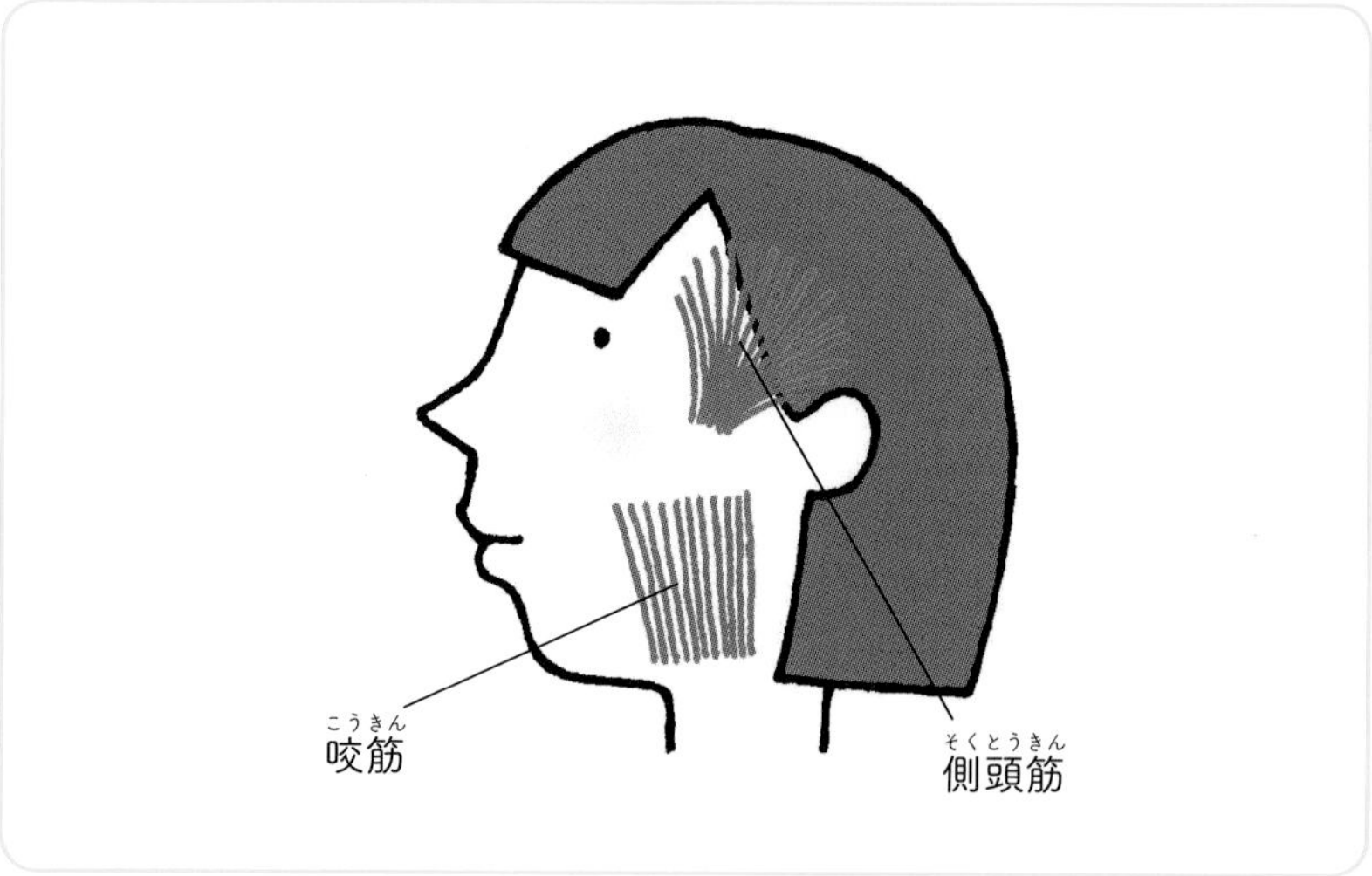

歯ならびやあごの形を変える恐い姿勢

口をかたちづくる舌・唇・ほお、そしてあごが、歯ならびやかみ合わせにかかわってくるのは、少し考えれば容易に想像できることかもしれません。

しかし、じつはそれだけでなく、ときには**「全身の姿勢」さえも不正咬合《こうごう》の原因になること**があります。

こうした注意すべき姿勢には、たとえば次のようなものがあります。

- ほおづえをつく（授業中、勉強や読書、スマホの使用時など）
- うつぶせで寝《ね》る（就寝《しゅうしん》時や机でのうたた寝、寝ころんでの読書など）
- 横向きで、いつも同じ側を下にして寝る（就寝時など）

みなさん自身やお子さんで心当たりのあるものはあったでしょうか。

これらの癖は、**歯やあごによけいな力をかけ、歯ならびやかみ合わせを気づかないうちにゆがめてしまいます。**

たとえば、ほおづえの場合で考えてみましょう。

人間の頭部の重さは小児で3kgくらい、大人だと約5kgです。

ほおづえであごを支えているときは、この頭の重さと同じくらいの負荷が下あごにかかっているわけです。

一方、歯科矯正《きょうせい》で歯を動かすときに用いる力は、わずか100g弱です。

あごの成長をコントロールするのに使う、力の強いヘッドギアタイプの矯正装置でも、700～800g程度の圧力しかかけません。

比べてみると、ほおづえが下あごにかける負荷がいかに大きいかよくわかります。

歯やあごによけいな力をかける姿勢

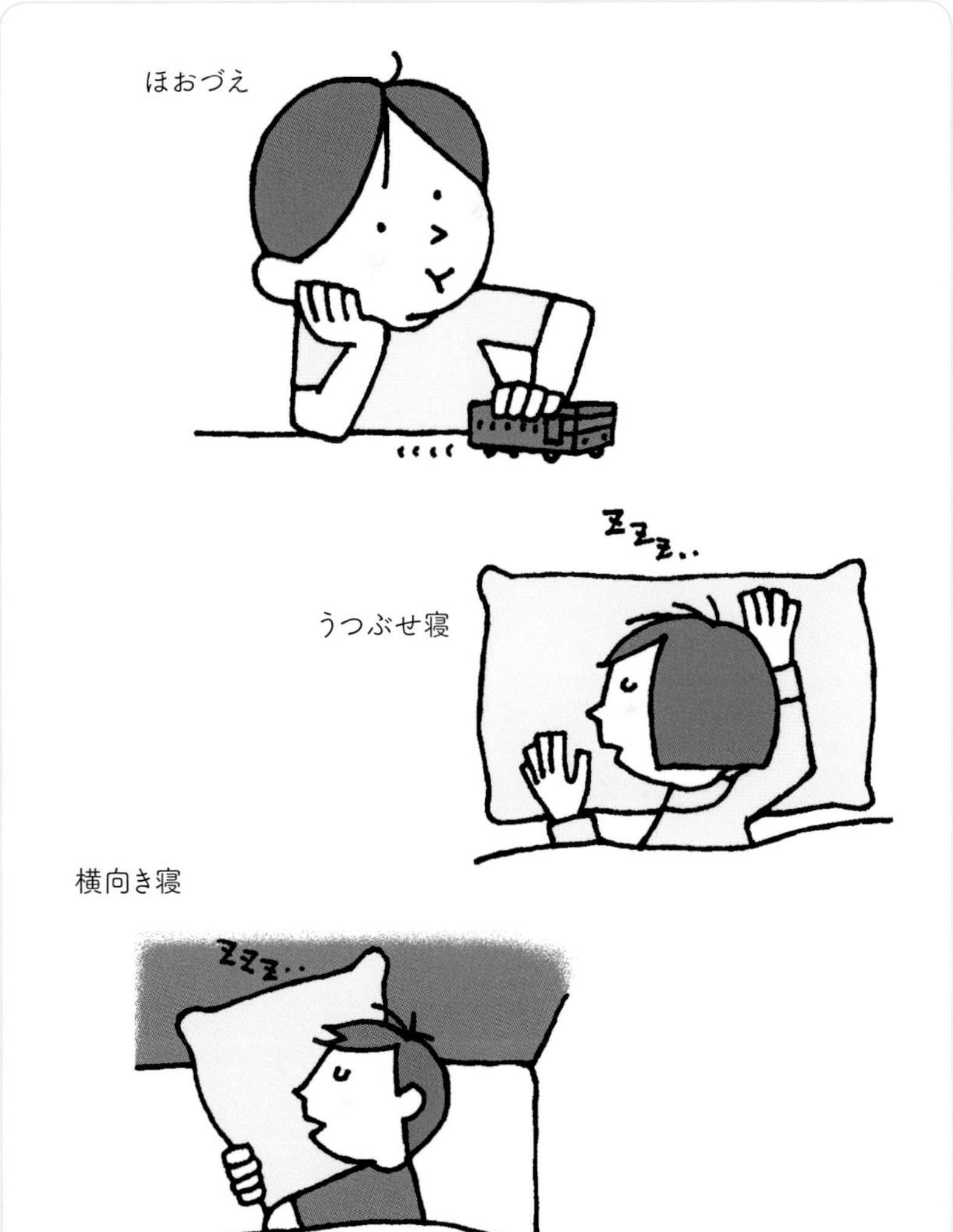

アンバランスな姿勢でかみ合わせが狂う!?

また、歯やあごに直接力が加わる癖以外にも、**全身の姿勢のバランスが崩れてかみ合わせが狂《くる》うこともあります**（逆に、かみ合わせの悪さが姿勢に影響することもあります）。

これは、あごの骨の構造とも関係しています。

下あごの骨は、顔面の骨と一体化している上あごとちがい、筋肉や腱《けん》だけに支えられた、いわば宙ぶらりんな骨です。

そのため、体の姿勢が変わるのに応じて、下あごにかかる力の向きが変化し、その位置も前後左右に移動します。

たとえば、わざと背中を丸めて首を伸《の》ばし、あごを前に突き出してみてください。するど、下あごに対しては後ろ側に引っぱる力が加わります。逆に、あごを強く引いてうつむくと、今度は下あごが前方に押し出されます。

このようなあごのつくりから、**猫背であごをいつも前に突き出す子どもは、下あごが後退して出っ歯（上顎前突《じょうがくぜんとつ》）**になりがちです。

同様に、**下あごを極端《きょくたん》に引いてうつむくことが多い子は、受け口（下顎前突《かがくぜんとつ》）**になる傾向《けいこう》にあります。

姿勢によるあごの位置の変化

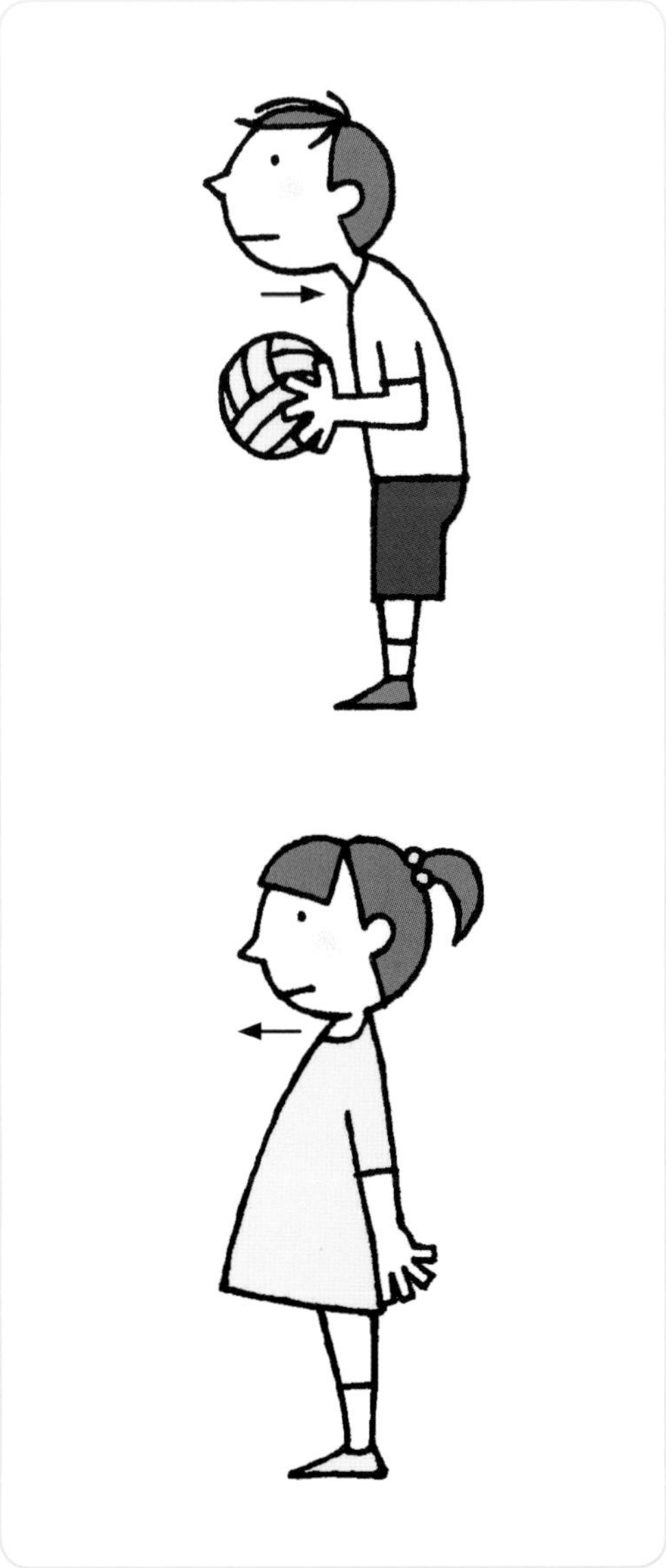

こうしたあごの位置のずれが、舌の置き方をおかしくすることもよくあります。

また、**ふだんの姿勢が左右いずれかにゆがんでいると、あごにも左右方向へのずれ**（交叉《こうさ》**咬合《こうごう》）が生じます。**

たとえば、次のような症状《しょうじょう》や癖が見られたら要注意です。

・頭が左右のどちらかに自然と傾《かたむ》いてしまう
・体の重心が左右のどちらかに偏《かたよ》っている（体重のかけ方が左右均等でない）
・テレビを見るためによそ見するなど、いつも正面を向かずに食事をとる

胸を開いて猫背をやめ、あごを適度に引いて、なるべく左右均等に体重をかける。

こうした正しい姿勢をとることが、下あごをよい位置に保ち、正常な歯やあごの成長をうながしてくれるのです。

姿勢は歯やあごの成長に影響する

左右ゆがんだ姿勢だと…

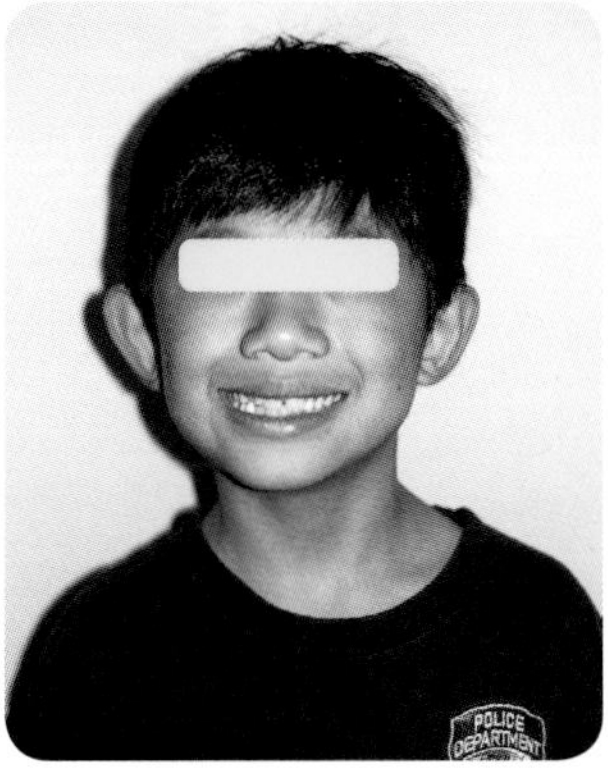

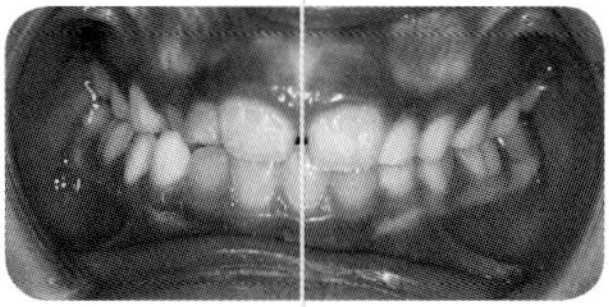

あごも左右方向にずれて、
歯ならびも横ずれ(交叉咬合)に

悪い姿勢を改善することで…

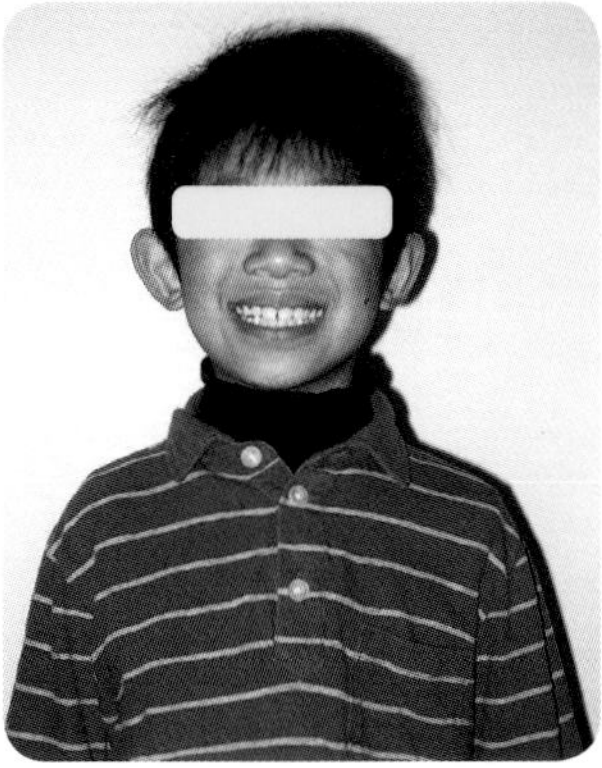

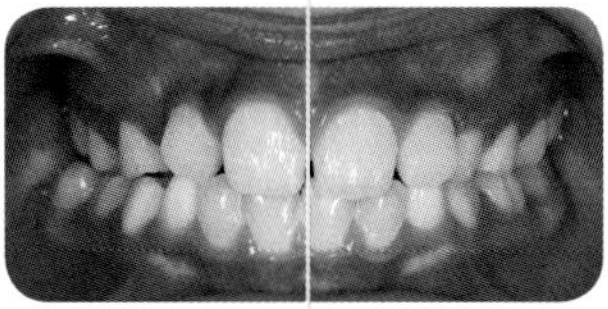

下あごをよい位置に保ち、
正常な歯ならびへと導く!

大事なのは「呼吸」「食事」「姿勢」

この章では、口の筋肉のバランスやあごの発育、そして全身の姿勢が、歯ならびやかみ合わせを変えてしまうしくみをくわしくご紹介しました。

歯ならびの大部分が、けっして「遺伝」などではなく、「呼吸」や「食事」「姿勢」といった日常の生活習慣によって決まることがわかってもらえたと思います。

不正咬合は、風邪《かぜ》などの病気とちがって、ある日突然《とつぜん》なるわけではありません。

口の使い方や姿勢など、永久歯での歯ならび・かみ合わせの土台は、永久歯が生える前の乳幼児のころからすでにつくられはじめているのです。

では、こうした乳幼児期から、子どもに「正しい口の使い方」を習得してもらうには、どうすればよいのでしょうか。

次の第5章で、乳歯が生える前の0歳《さい》から(!)、順を追って説明していきましょう。

第5章

いい歯ならびは
どう〝育てる〟？

——年齢別に見る生活習慣とポイント

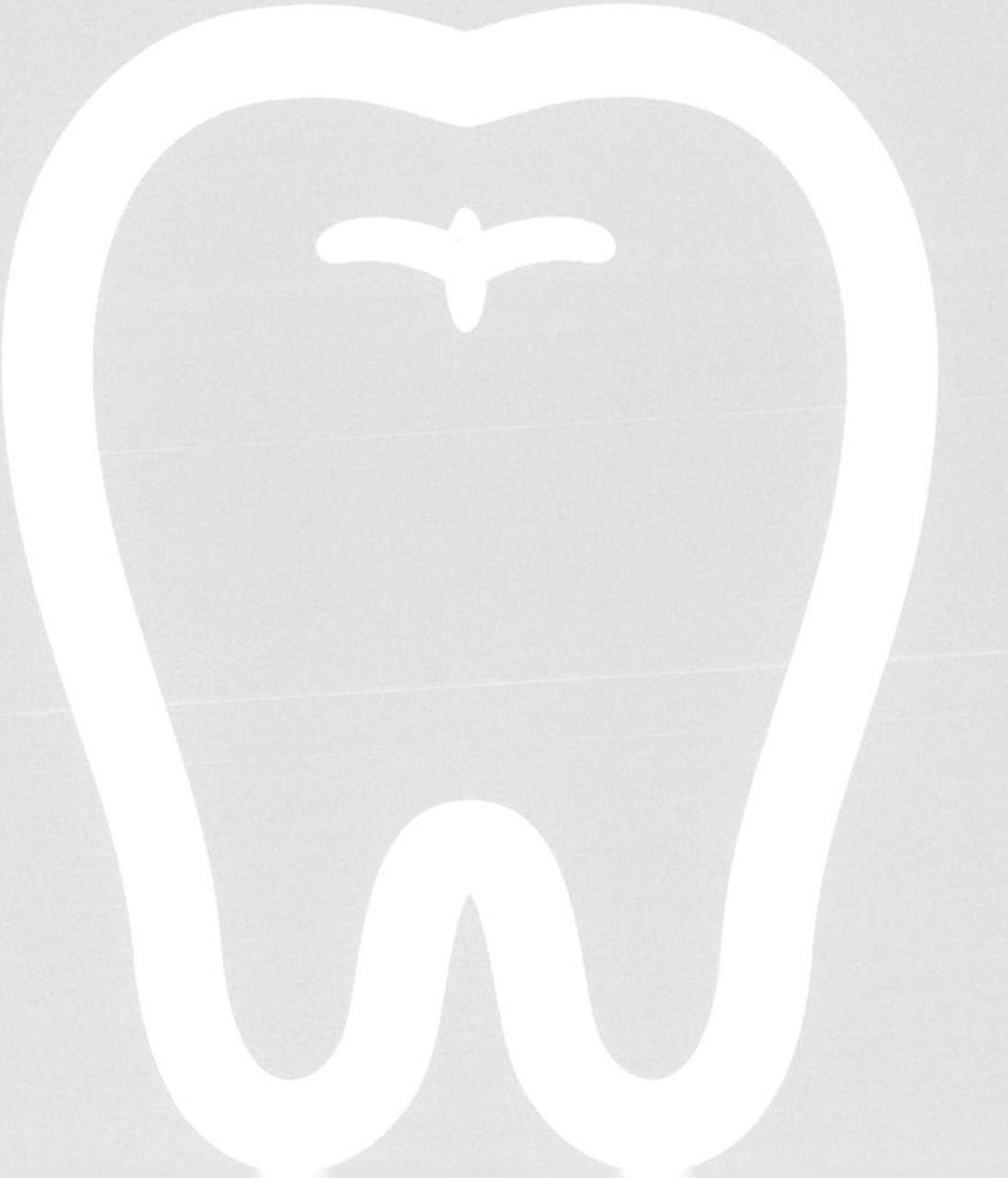

哺乳期（生後0〜5カ月）

ポイント

①大切な授乳の時間はたっぷりとろう
②哺乳びん選びは「乳首」が大切
③正しい姿勢で母子ともにリラックス
④スキンシップとコミュニケーションを忘れずに

1 大切な授乳の時間はたっぷりとろう

ここまでの章で見てきたとおり、口のまわりの筋力をバランスよくきたえ、正しい口の機能を獲得《かくとく》しないと、歯ならびのいい子には育ちません。

そのための**準備は、歯が生える前のまだお乳を飲んでいるときから、もうはじまっている**のです。

生まれてから生後5カ月ぐらいまで、赤ちゃんの栄養源は母乳やミルクだけです。

授乳中の赤ちゃんの様子をよく見ると、「ゴクゴク」ではなく「ングッ、ングッ」とものすごく力を入れて、ときには汗《あせ》までかきながら、必死に母乳やミルクを飲んでいますよね。

赤ちゃんの口の中は、大人とはちがって、ほおの内側が脂肪《しぼう》でぷっくりとふくらんでいます。

そのため、口の中はとても狭《せま》く、乳首の入るスペースがわずかにあるだけです。乳首をくわえて母乳を飲むのに最適なつくりになっているのです。

赤ちゃんは、その狭い口の中で、舌を一生懸命《いっしょうけんめい》動かしてお乳を飲みます。

このとき、もっとも活躍《かつやく》しているのが、**舌と下あご**です。

そして、それらをしっかり動かすことこそ、「正しく呼吸する」「正しく食べる（食べ物をかみ砕《くだ》き飲みこむ）」「正しく話す」という**正しい口の機能（正しい口の使い方）を、将来身につけるための練習の第一歩**となります。

このように、**授乳は赤ちゃんにとって単なる栄養補給ではなく、舌・唇《くちびる》・ほお、そしてあごの筋肉トレーニングも兼《か》ねています。**

ですから、授乳には十分な時間――1回の授乳につき少なくとも15分――をとってほしいと思います。

忙《いそが》しくてもけっしてあせらず、「栄養をとるだけでなく、いろいろなトレーニングをしているんだ」と思って、見守ってあげてください。

column

赤ちゃんの命をつなぐ「吸てつ反射」

そもそも赤ちゃんは、飲み方をとくに教わってもいないのに、どうしてお乳が飲めるのでしょうか。

それは「吸《きゅう》てつ反射《はんしゃ》」のおかげです。

吸てつ反射は、口にふれたものは無条件に吸おうとする反射行動で、生まれる前から赤ちゃんに備わっています。たとえ満腹でも口元に乳首があれば吸いつきますし、指や手など乳首以外のものが口にふれてもとりあえず吸おうとします。

赤ちゃんの〝性《さが》〟ともいえますが、生まれてすぐに必要な栄養をとり、生命を維持《いじ》するためには欠かせない、とても大切な機能です。

吸てつ反射は、生後3カ月ごろがもっとも旺盛《おうせい》で、7カ月ごろから消えていきます。

授乳時間を十分とることは、こうした生理的欲求を満たし、赤ちゃんの情緒《じょうちょ》を安定させる効果もあります。

2 哺乳びん選びは「乳首」が大切

母乳での育児が難しく、哺乳《ほにゅう》びんでミルクをあげる場合は、**哺乳びん用乳首の選び方がポイント**になります。

母乳と同じように、舌、唇、ほお、あごのトレーニングができるものを選びます。

では、実際にどのような乳首を選べばいいのでしょうか？

答えは「**ミルクの出がよすぎない乳首**」です。

たとえば、ミルクを入れた哺乳びんをさかさまにしたとき、中のミルクがポタポタとたれてくるような乳首はＮＧです。

そういう乳首だと、赤ちゃんが努力しなくてもミルクが飲めてしまうので、まったく筋トレになりません。

ちなみに、「歯ならびのいい子に育てるため、どんな乳首を選べばいいですか？」と質問

「雪印ビーンスターク」の広口ニプル（乳首）

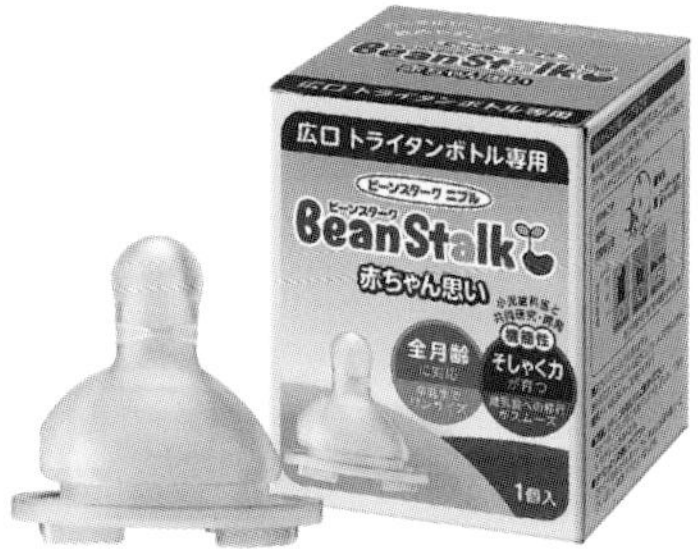

されたとき、私は大塚製薬・雪印ビーンスタークの「ビーンスターク」をおすすめしています。

この乳首はお母さんのおっぱいをお手本につくられていて、母乳を飲むときと同じように、舌、唇、ほお、あごの筋肉を使わないとミルクが出てこないつくりになっています。

なお、哺乳びんの乳首はしばらく使っていると、しだいにくたびれてきてミルクの出がよくなりすぎてしまいます。

ミルクを5分かからずに飲み切っているなど、「授乳にかかる時間が前より短くなったかな？」と思ったら、迷わず新しい乳首に交《こう》換《かん》してください。

3 正しい姿勢で母子ともにリラックス

授乳時の赤ちゃんの抱《だ》き方には、もっとも一般的《いっぱんてき》な横抱きのほか、縦抱きや脇《わき》にかかえる「フットボール抱き」などがあります。布団やベッドの上に寝《ね》たままで飲ませる「添《そ》い乳」もありますよね。

私は歯科医で育児全般の専門家ではありませんが、助産師の吉田敦子さん・杉上貴子さんの著書『おなかにいるときからはじめる べびぃケア』（合同出版）などを参考に言うと、授乳時の赤ちゃんの姿勢でポイントとなるのは、次の4つだと思います。

- 全体にリラックスしている（からだのどの部分も緊張《きんちょう》していない）
- 足が宙ぶらりんになっていない
- 顔とからだが同じ方向をむいている（からだの向きがよじれていない）

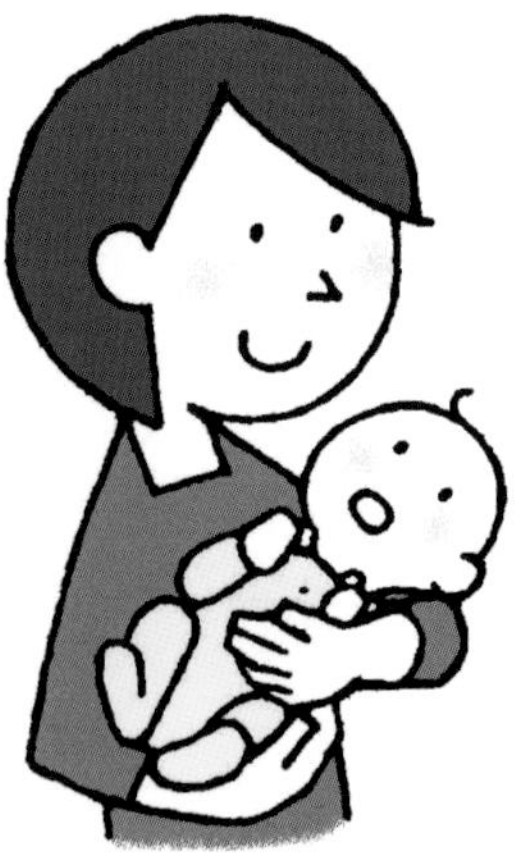

・首が曲がっていない

これらはもちろん、哺乳びんのときも同じです。

さらに哺乳びんの場合は、**完全にあおむけの状態では飲ませない**ように注意しましょう。

みなさんがあおむけのまま何かを飲むのは難しいように、赤ちゃんにとってもこれはとてもつらい体勢なのです。

4 スキンシップとコミュニケーションを忘れずに

授乳の役割は、栄養補給と口の筋力トレーニングだけではありません。

親子のスキンシップとコミュニケーションのための大切な時間でもあります。

肌《はだ》と肌が直接ふれあい、赤ちゃんはお母さんの肌のぬくもりを感じつつ空腹を満たします。

赤ちゃんにとってこの上ない「至福の時間」です。

こうして赤ちゃんが心の底からリラックスして、安心できると、情緒の安定にもつながっていきます。

最近は、外出先などで、スマホを片手に「ながら授乳」をするお母さんも見かけますが、そうしたことはなるべく避《さ》け、この大切な時間を赤ちゃんと共有してあげてください。

手持ちぶさたな授乳の時間を有効に活用したい気持ちもわかりますが、ついつい「授乳時間＝スマホ時間」となってしまわないように気をつけましょう。

「ながら授乳」は、母子ともに姿勢を悪くする原因にもなります。

大切なのは、**赤ちゃんの顔を見て、しっかりと支える**ことです。これは哺乳びんでも同じです。

そして、**目を合わせて話しかけてあげましょう**。

「おっぱい、おいしいね」や「今日はあったかいから、あとでお散歩に行こうか」など、あるいは「いい子だねー」だけでもかまいません。

大好きなお母さんやお父さんの声、家族の会話を聞くことで、赤ちゃんの心は落ちつくのです。

離乳期（5カ月〜1歳）

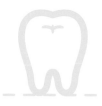

ポイント

①4段階の離乳食で「正しい口の使い方」を練習

②初期（5〜6カ月）　上唇を使った「捕食」をきたえる

③中期（7〜8カ月）　舌でつぶせる食べ物で筋力アップ

④後期（9〜11カ月）　〝かむ・飲みこむ〟を本格的に練習

⑤完了期（12〜15カ月）　大人の食べ方を覚えてお乳を卒業！

⑥あせらず楽しく「食べる意欲」を育てる

1 4段階の離乳食で「正しい口の使い方」を練習

生後5〜6カ月になると、離乳食がスタートします。離乳食について一から説明しはじめると、それだけで1冊の本が書けるくらいの情報量になってしまいます。

そこで、本書では歯ならびやかみ合わせに的《まと》を絞《しぼ》って説明したいと思います。

離乳食というのは、それまで「液体」の母乳やミルクが主食だった赤ちゃんが、大人と同じような「固形物」を食べられるように段階的に慣れていくためのものです。

哺乳期に続いて、「正しい口の使い方」を身につけるための**舌や唇・ほお、あごの筋トレを本格的にはじめる時期**でもあります。

次ページの表は、月齢《げつれい》ごとの離乳食の一般的な目安です。

あくまで目安ですから、月齢だけを見て「うちの子は早く中期に進まないと」とか「離乳食はもう卒業！」などとあせる必要はありません。

離乳の進め方

月齢	初期 5～6カ月	中期 7～8カ月	後期 9～11カ月	完了期 12～15カ月
主にきたえる部位	唇	舌	舌、あご	舌、あご
1日の離乳食の回数	1回→2回	2回	3回	3回
1日の授乳の回数	4回→3回	3回	2回	―
固さの目安	ドロドロ状	舌でつぶせる固さ	歯茎《はぐき》でつぶせる固さ	歯茎でかめる固さ
食品の例	ヨーグルト	プリン、卵豆腐《とうふ》、かぼちゃ	マグロの煮付《につ》け	普通食

知っておいてほしいのは、**離乳（普通食《ふつうしょく》への移行）がおおまかに4つの段階に分かれていて、各段階の食べ物の固さによってきたえる口の筋肉が異なることです。**

これらのステップは、いずれもとばしたり早めたりすることのできない大切なものです。

以下でくわしく説明しましょう。

2 初期（5〜6カ月） 上唇を使った「捕食」をきたえる

離乳食をスタートすると、赤ちゃんはまず唇、とくに上唇を使って、食べ物を口でとらえることを覚えます。

「捕食《ほしょく》」と呼ばれるこの動作では、授乳時よりも唇をずっと積極的に使う必要があります。

この時期に**上唇の筋力をきちんとつけておくと、後々の食べこぼしや、（慢性的《まんせいてき》な口呼吸につながる）「お口ぽかん」といった悪い癖《くせ》の予防にもなります。**

○スプーンは口に入れたら、水平に引くべし

この時期は、スプーンを使って、ヨーグルトのようなドロドロしたものを食べさせます。

コツは**スプーンを口の中へ入れ、そのまま「水平に」引く**ことです。

そうすると、**赤ちゃんが唇（主に上唇）を使って、スプーンの上に乗った食べ物を自分で「アムッ」とつかみとれるようになります。**

スプーンを水平に引いたあと、上に乗った食べ物がきれいになくなっていれば成功です。浅めのスプーンのほうが、残さずきれいに食べられるでしょう。

よくお母さんがやってしまうのは、口に入れたスプーンを上に返し、上唇のあたりにこすりつける食べさせ方です。しかし、これでは上唇がまったく働かず、唇の筋力もついてきません。

離乳食の食べさせ方

×

スプーンを上唇にこすりつける

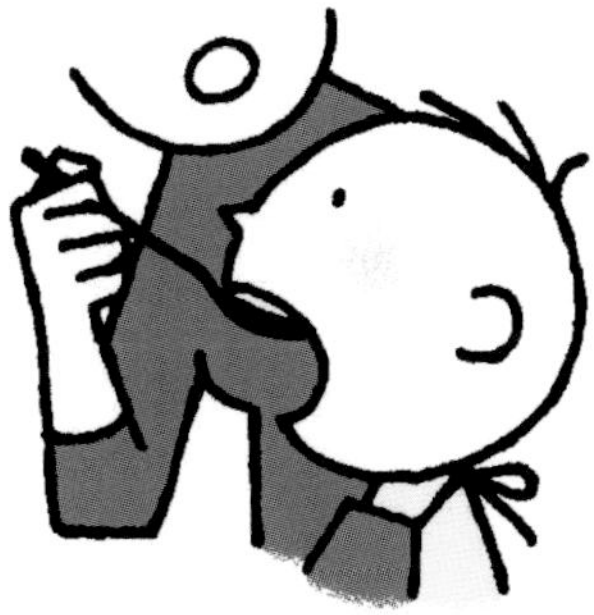

○

スプーンを水平に引く

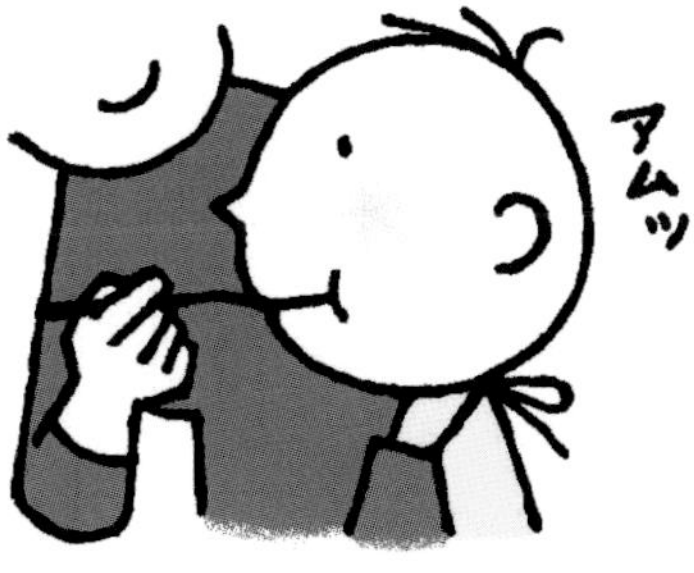

○赤ちゃんが新たに覚える舌の動き・場所

もちろん唇だけでなく、舌もより複雑な動きをするようになっていきます。歯がまだ生えていない赤ちゃんの場合、舌が唇の外にとび出ていたりするのをよく見かけます。

これ自体はごく自然なことですが、**生後6カ月ころから前歯が生えてくるのをきっかけに、舌は少しずつ口の内側に収まっていきます。**

この舌の位置の変化を合図に、「お乳を飲む口」から「固形物を食べる口」へと、口のはたらきは大きく変わっていきます。

舌をお乳を飲むときとはちがう動きでめいっぱい動かし、同時にあごもたくさん動かして、唇でとらえた食べ物をさらに飲みこみやすい状態にしながらのどのほうへと送ります。

まだ奥歯もないのに、一生懸命に口を動かしてドロドロの離乳食を食べている姿は、大人と同じ「固形物を食べる」という動作を習得するための第一歩なのです。

3 中期（7～8カ月） 舌でつぶせる食べ物で筋力アップ

赤ちゃんはしだいに、ドロドロ状の離乳食を、上下の唇を閉じてじょうずに飲みこめるようになってきます。

口の中では、下あごの前歯2本が顔を出し、上の前歯が生えはじめてくる子もいることでしょう。

そうなってきたら今度は、舌でつぶせる固さのものをあげてみて、哺乳期にきたえた舌の筋力をさらに強化していきます。

○「軽くつまんでつぶせる」くらいがちょうどいい

この時期にお母さんが気をつけたいのは、**やわらかすぎず固すぎず、赤ちゃんの舌の力でつぶせる程度のものを離乳食として準備する**ことです。

このころの赤ちゃんはまだかむということができないので、舌を使って上あごに食べ物を押《お》しつけることで食べ物をつぶし、飲みこみやすい状態にします。

したがって、赤ちゃんの舌の力でつぶせるぐらいの固さにすることが大切です。

お母さんが指で軽くつまんでつぶせる程度がちょうどよい加減です。

○固すぎると「丸のみ」のくせがついて逆効果

中には、「しっかりあごをきたえなくては」と少しハードルを上げ、舌でつぶせないような固いものを与《あた》えてしまうお母さんもときおり見かけます。

たしかに、あごに適切な負荷をかけるのは幼児期においてはよいことですが、食べ方自体をまだ知らない赤ちゃんにはかえって逆効果です。

この時期に固すぎる食べ物を与えると、赤ちゃんは舌ですりつぶすことをあきらめ、いわゆる「丸のみ」を覚えてしまいます。

悪い習慣が身につかないよう、適度な固さの食べ物をあげましょう。

ステップ・バイ・ステップで、一歩ずつ食べ方を学んでいくことが大事です。

4 後期（9〜11カ月）〝かむ・飲みこむ〟を本格的に練習

そろそろ上下の前歯4本が生える子も増えてきます。

奥歯が生えるのはまだ先ですが、このころになると、まだ歯のない部分の歯茎《はぐき》もとても固くなります。

歯茎を歯と同じように使って、食べ物を「かむ」ことができるようになるのです。

これまで舌だけを使っていた赤ちゃんは、歯茎を使って食べる練習をしはじめ、大人と同じような食べ方を習得していきます。

舌の動きもより複雑になり、上下左右や前後など、舌のいろいろな動かし方を身につけます。

最初は歯茎でかめるものから

この時期、赤ちゃんはより固いものを食べられるようになります。

とは言っても〝歯茎〟ですから、こんにゃくのような弾力《だんりょく》のあるものや、生野菜（きゅうり、レタスなど）、リンゴ、繊維質《せんいしつ》のもの（固めのごぼう、きのこ類）は避《さ》ける、またはこれまでどおりすりつぶすか細かく刻《きざ》んだ状態で与えましょう。

◯丸のみのサインはお口とうんちでチェック

食べ物の丸のみにも、引き続き注意を払《はら》う必要があります。

丸のみしていないかどうかを見分けるポイントは、食べるときの口の動かし方とうんちです。

ふだんから食べる様子をよく観察していると、口をモグモグとさかんに動かしていることがわかります。

もし**丸のみしていれば、その一生懸命さがなくなり、いつもより短い時間で飲みこんでいる**ことに気づくでしょう。

また、丸のみした食べ物は、まったくかみ砕かれていない状態でうんちに混じって出てきます。

さいの目に切った野菜など、**少し固めの食べ物がうんちの中にそのまま入っているのを頻《ひん》繁《ぱん》に目にするようなら、丸のみしてしまっているサイン**です。

丸のみの見分け方

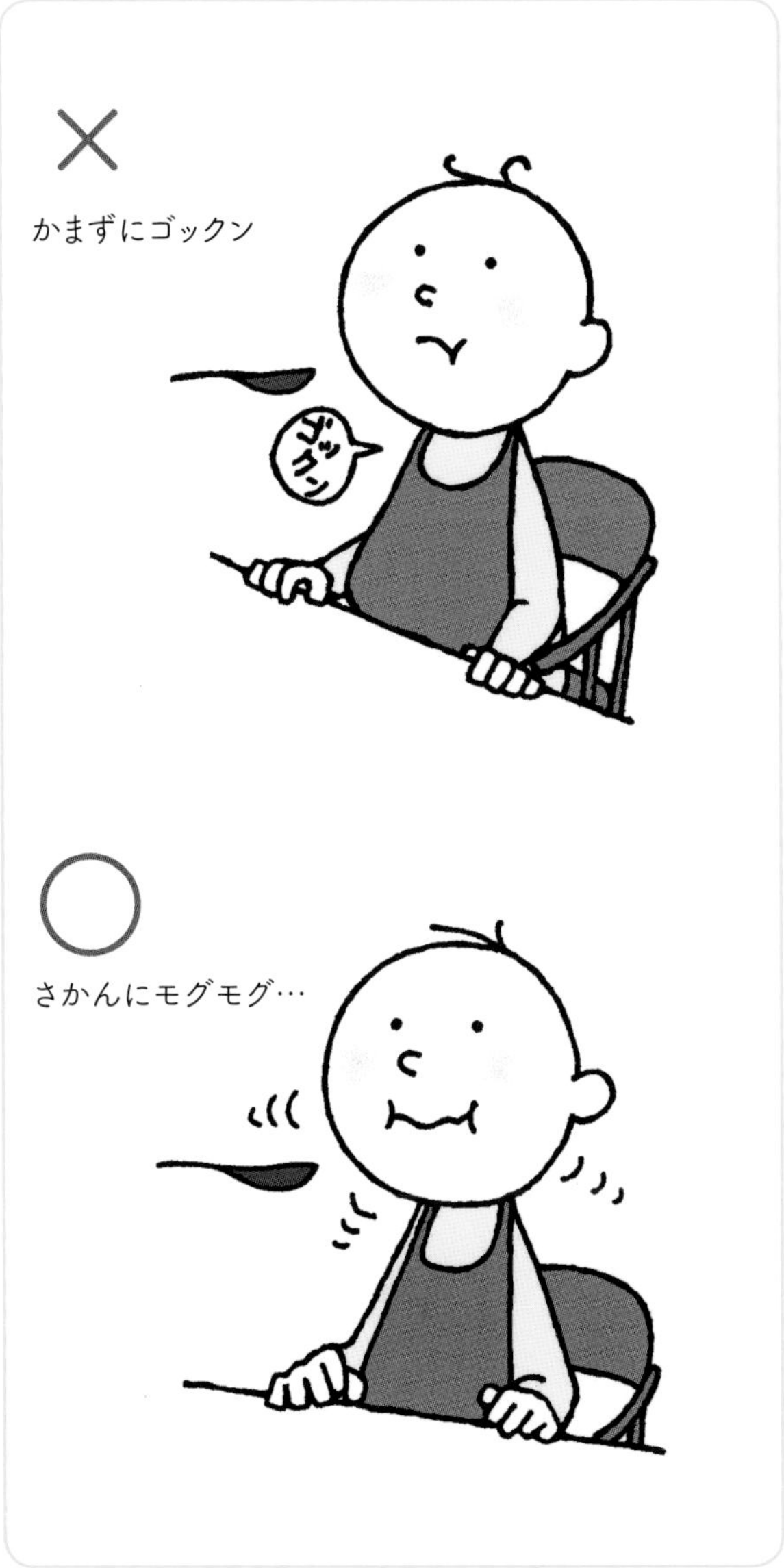
×
かまずにゴックン
ゴックン
○
さかんにモグモグ…

もし食べ物を丸のみしている場合は、たとえばもう少しよく煮込《にこ》むなどして、やわらかめの食事にいったん戻《もど》してあげてください。

すると、また口をさかんに動かして食べるようになるのが、目に見えてわかるはずです。

5 完了期（12〜15カ月） 大人の食べ方を覚えてお乳を卒業！

とうとう1歳！

このころになると前歯は完全に萌出《ほうしゅつ》（歯茎から顔を出すこと）し、まだ歯のないところの歯茎はさらに固くなって、早いと第一乳臼歯《にゅうきゅうし》と呼ばれる奥歯（食べ物をすりつぶすための歯）が生えてくる子もいます。

いよいよ、大人と同じような固さの食事が食べられるようになってきました。

○大人とほぼ同じ固さの食事を食べるように

乳臼歯が生えてきたら、ほぼ大人と同じものが食べられます。

ただ、**乳臼歯がまだ生えそろわない間は、「歯茎で食べている」ことを忘れずに食べ物を選びましょう。**

たとえば繊維質なものやレタスなどの生野菜は、臼歯がないとなかなかすりつぶして食べることができません。リンゴなども厚みに気をつけて、様子を見ながら食べさせてあげてください。

○〝自然の摂理〟に逆らわず、1歳過ぎには卒乳を

母乳やミルクからは、この段階で完全に卒業するのが理想です。

離乳初期（86ページ）でもふれたように、前歯の萌出は赤ちゃんの口のはたらきを大きく変えていきます。

離乳期の4つのステージの間に、子どもの口の中は「お乳を飲む口」から「固形物を食べ

る口」、つまり「大人の正しい食べ方をするための口」へと劇的に変化するのです。

このような大きな変化が起きたあとにもかかわらず、今までと変わらず授乳を続けるのは、口の機能を正しく育てるうえでけっしていいことではありません。

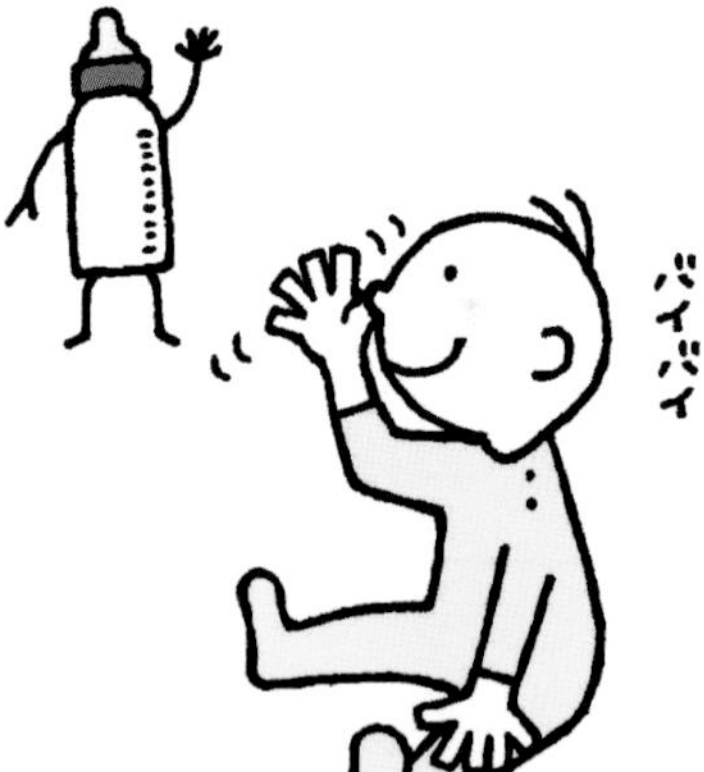

そもそも、子どもが1歳を過ぎると、お母さんのほうも母乳の出が悪くなったり、まったく出なくなったりしてきます。あるいは、生えてきた前歯で乳首をかまれて痛いときもあります。

母乳のみの育児だった昔は、これらの母子の変化とともに、赤ちゃんの乳離れがおのずと進んでいたはずです。

そうした人間が本来持っている、いわば〝自然の摂理《せつり》〟のようなものは、人工のミルクがある現在でも無視できないと私は思います。

6 あせらず楽しく「食べる意欲」を育てる

最後に、じょうずな離乳のためのポイントをいくつか紹介《しょうかい》しておきます。

月齢よりも子どもに合ったペースを大事に

離乳をスムーズに進めるには、何よりも**あせりは禁物**です。

卒乳の目標は1歳過ぎでも、そこにいたるまでの4つのステップ（初期・中期・後期・完了《かんりょう》期）の月齢は、あくまで目安にすぎません。

「十月十日《とつきとおか》」とひとくくりに言いますが、赤ちゃんがお母さんのおなかの中にいる期間は、実際にはまちまちです。早産の子と遅《おそ》くに生まれた子とでは、同じ生後5カ月でも成長の段階に差があります。

当然、**口の中の成長段階も大きくちがいます。**

ですから、離乳食の開始時期、あるいは次のステップに進むタイミングで迷ったら、ここまで説明してきたとおり、お子さんの食べ方や歯の生え具合、うんちの状態を必ずチェックしましょう。

そして、「うまく食べられていないかな?」と思ったら、1つ前の段階のやわらかめの食事にいったん戻《もど》してあげてください。

月齢だけにとらわれず、とにかくお子さんに合ったペースで離乳を進めることが大切です。

とくに、ひとつ大きな目印となるのが、下の前歯の萌出《ほうしゅつ》です。下の前歯が完全に生えたらもう離乳中期なので、自分の子の成長段階を知る目安にしてみてください。

食べないときは、母乳やミルクの量・回数を見直す

吸てつ反射(75ページのコラム参照)が旺盛《おうせい》な時期は、たとえおなかがいっぱいでも、口もとに乳首があれば母乳やミルクを飲んでいた赤ちゃん。

しかし、中期を過ぎたころからは大人と同じように、そもそもおなかがすいていなければ、子どもだって食欲がわきません。

せっかく離乳食を用意しても、その前に母乳やミルクで満腹になっていたら食べてはくれ

ないでしょう。

母乳やミルクは離乳食のあとにあげましょう。

また、**あげる回数も、段階に合わせてきちんと減らしていきましょう。**

子どもはあっという間に大きくなります。赤ちゃんだと思っているわが子は、1歳になると普通食を食べ、コップからものを飲むようになります。

いきなりの卒乳は難しいものです。

いいタイミングで卒乳するためにも、離乳食を開始したら、授乳の回数にも目を向けるようにしましょう。くれぐれも、母乳やミルクのあげすぎには注意してください。

○「手づかみ食べ」は気にせず、どんどんさせる

離乳初期にはお母さんに食べさせてもらっていた離乳食ですが、成長にともなって子どもは自分で食べようとしはじめます。この傾向《けいこう》は、とくに後期ごろから多く見られます。

ものを手でつかんでそれを口に運ぶという行動は、大人からすると何でもないように思うかもしれませんが、動物としてはじつはとても高度な動作です。

そのため、手づかみ食べをはじめたばかりのころは、口と手がうまく連動せず、的はずれなところに食べ物を持っていくなどして、顔じゅうを汚《よご》しながら食べます。

食べ物を手でぐちゃぐちゃにしたり投げたりするのも、食べ物に関心のあるしるし、立派な成長の証です。

「汚れるからダメ！」とつい叱《しか》りたくなるかもしれませんが、ここはグッとこらえましょう。

この時期にむしろ**大切なのは、子どもに「食べることは楽しい」と感じてもらい、食べ物に興味を持ってもらうこと**です。

手よりも感覚が鋭《するど》い口で、いろいろなかたちやさわりごこち、香《かお》りを感じることは、五感を刺激《しげき》し、脳の発育にもよい影響《えいきょう》を与えます。

離乳完了期ごろに数多くの食材にふれることが、その後の偏食《へんしょく》の予防に役立つという報告もあります。

手で持ちやすい大きさに切った果物（バナナやイチゴなど）、ゆでたニンジンや大根のスティック、おにぎりなど、手づかみで食べやすいものを用意して、「手づかみ食べ」をどんどんさせてあげてください。

これらの食べ物を前歯でかみ切る動作は、一口の量を覚えたり、上唇の感覚や筋力を養うことにもつながります。

子どもといっしょに楽しい食事の時間を

ある程度離乳が進んだ後期ごろからは、なるべく同じ時間に食事をして、お母さんやお父さん自身が日々のごはんをおいしく、楽しく食べる姿を見せてあげましょう。

また、大人が何か食べていると、同じものをほしがることもよくあります。まだまだ食べられないような食材でも、野菜スティックやスルメ、昆布《こんぶ》などのおつまみ類といったとくに危険のないものなら、自分で持たせて味わわせてあげてください。子どもにとって、いい刺激となります。

お母さんやお父さんがおいしそうに食べているものに興味が湧《わ》くのは、ごく自然なことです。

その好奇心《こうきしん》にこたえることで、**「早く自分も食べられるようになりたい」という〝食べる意欲〟を育ててあげましょう。**

column

この時期気になる「おしゃぶり」と「歯ぎしり」

おしゃぶりは、主にそのファッション性や赤ちゃんを手軽に泣きやませられる利便性が受けて、近年日本でも使われるようになっています。

しかし、歯ならびやかみ合わせの観点からいうと、（とくに長期にわたる）おしゃぶりの使用は開咬《かいこう》や交叉咬合《こうさこうごう》の原因となるため、けっしておすすめできません。

日本小児歯科学会では、

・乳歯の奥歯が生えてくる1歳半ごろから、やめる準備をはじめる
・2歳過ぎまでには、おしゃぶりを卒業する

としています※が、いったん習慣になってしまった〝癖〟は一筋縄《ひとすじなわ》ではやめられません。

個人的には、吸てつ反射が消失する7カ月ごろから常用は避け、上下の前歯が生えてくるころ（1歳前後）には完全にやめるのがよいと考えています。

一方、最近は子どもの「歯ぎしり」に関する相談もよく受けます。

しかし、赤ちゃん（早いと6カ月ころから）や子どもの歯ぎしりは、かみ合わせの調整などにともなう一時的な生理現象の場合が多いです。

痛みがあったり、歯ならび自体が気になったりするのでなければ（乳歯なら少しすり減っているくらいは大丈夫）、ひとまず様子を見てもよいでしょう。

※日本小児歯科学会「こどもたちの口と歯の質問箱」
http://www.jspd.or.jp/contents/main/faq/faq02.html#faq_c0107

幼児期（1〜6歳）

ポイント

①ミルク飲みから大人の飲みこみ方へ
②歯が生えそろってもミルク飲みのまま!?
③〝コップ飲み〟で正しい飲み方を覚える
④「子は親を見て育つ」嚥下改善のコツ
⑤大人も試してみよう！　飲みこみ方チェック
⑥口呼吸の予防は鼻炎対策から
⑦2、3歳までに卒業したい指しゃぶり

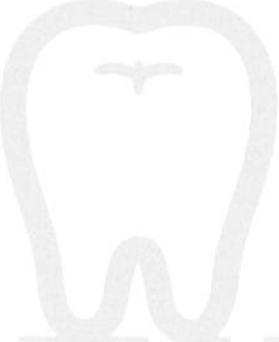

1 ミルク飲みから大人の飲みこみ方へ

離乳期以降、子どもは食べ物を食べるための「正しい口の使い方」を徐々《じょじょ》に身につけていきます。

その1つは、お乳に吸いついて飲む「吸てつ」から固形物をかみ砕く「咀嚼《そしゃく》」への移行です。

そして、これと並行して、**ものを〝飲みこむ〟ときの口の動きも大きく変わります。**

それぞれ「乳児型嚥下《えんげ》」「成熟《せいじゅく》型嚥下」と呼びます（次ページのイラストを参照）。

乳児型嚥下は、母乳やミルクで栄養をとるための方法で、舌を前後に動かしてものを飲みこむのが特徴《とくちょう》です。

その際、舌は歯が生えてくる位置よりも前に出ます。よく赤ちゃんの口から舌がはみ出ているのを見かけますが、それは舌が大人よりも前に位置しているためで、乳児にとっては自

乳児型嚥下と成熟型嚥下

乳児型嚥下《えんげ》

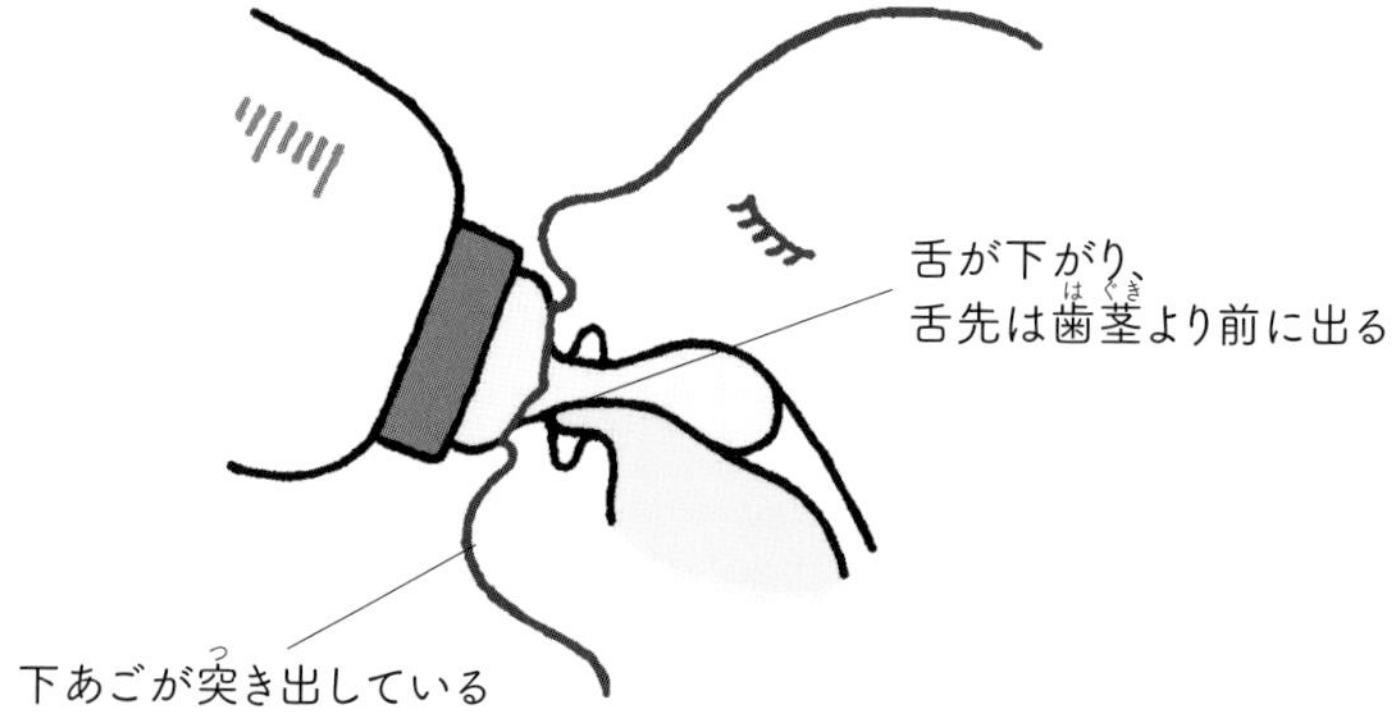
舌が下がり、
舌先は歯茎《はぐき》より前に出る
下あごが突《つ》き出している

成熟《せいじゅく》型嚥下

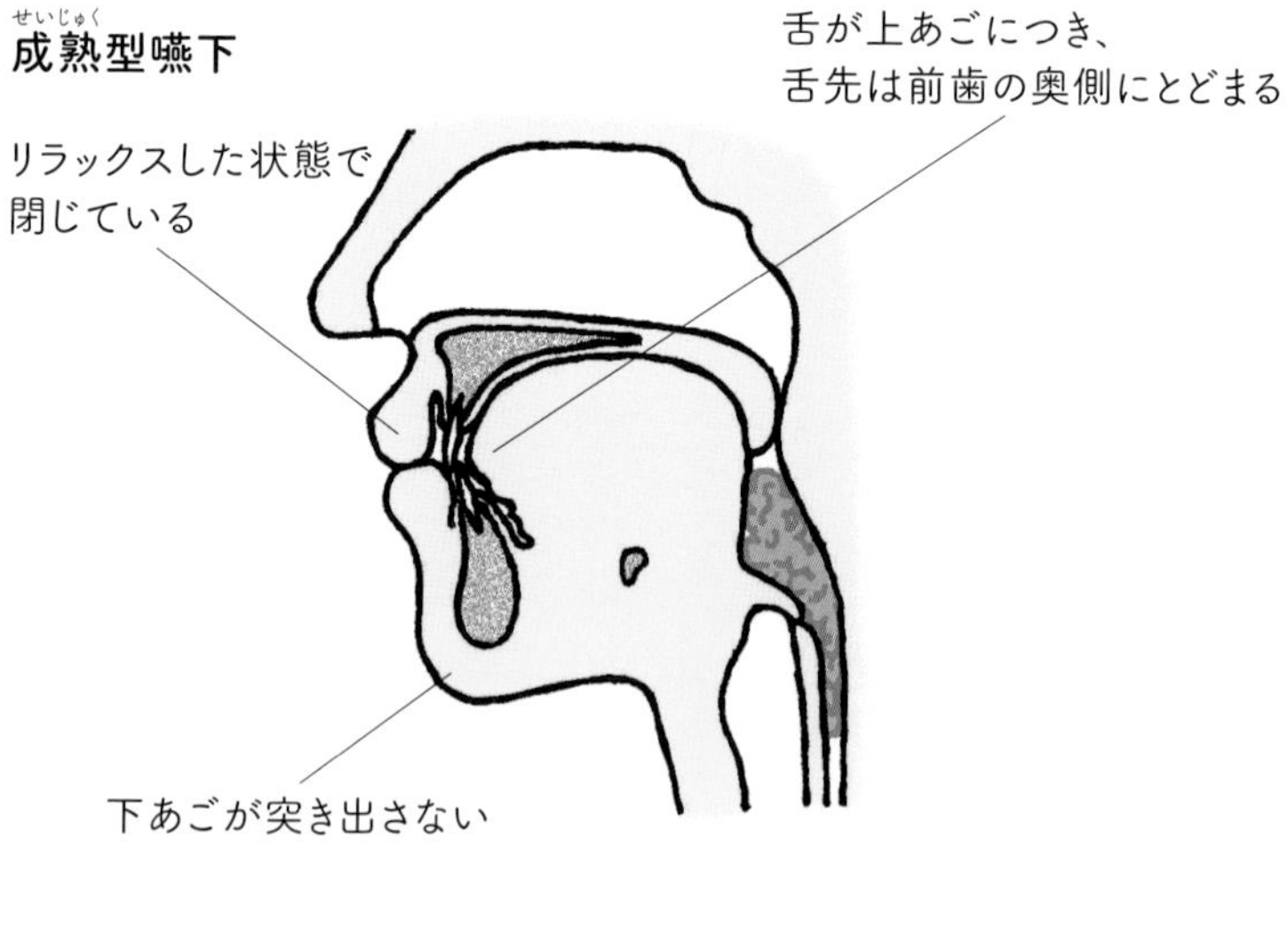
舌が上あごにつき、
舌先は前歯の奥側にとどまる
リラックスした状態で
閉じている
下あごが突き出さない

然な姿なのです。

一方、**成熟型嚥下は、離乳食で（半）固形物を食べるようになってから身につくやり方で、舌を歯の内側に置き、上あごにぐっと押しつけるようにして食べ物や飲み物を飲みこみます。**

下の前歯が生えてくる6、7カ月ごろから、前に出ていた舌の位置が口の内側へと変わり、これが成熟型嚥下へ移行するきっかけとなります。

2 歯が生えそろってもミルク飲みのまま!?

通常、成熟型嚥下は、上下の前歯が生えそろう1歳ごろにはほとんど身につくとされています。

そして、だいたい3、4歳くらいまでに、乳児型嚥下から成熟型嚥下へと完全に切り替《か》わります。

成熟型嚥下の出現

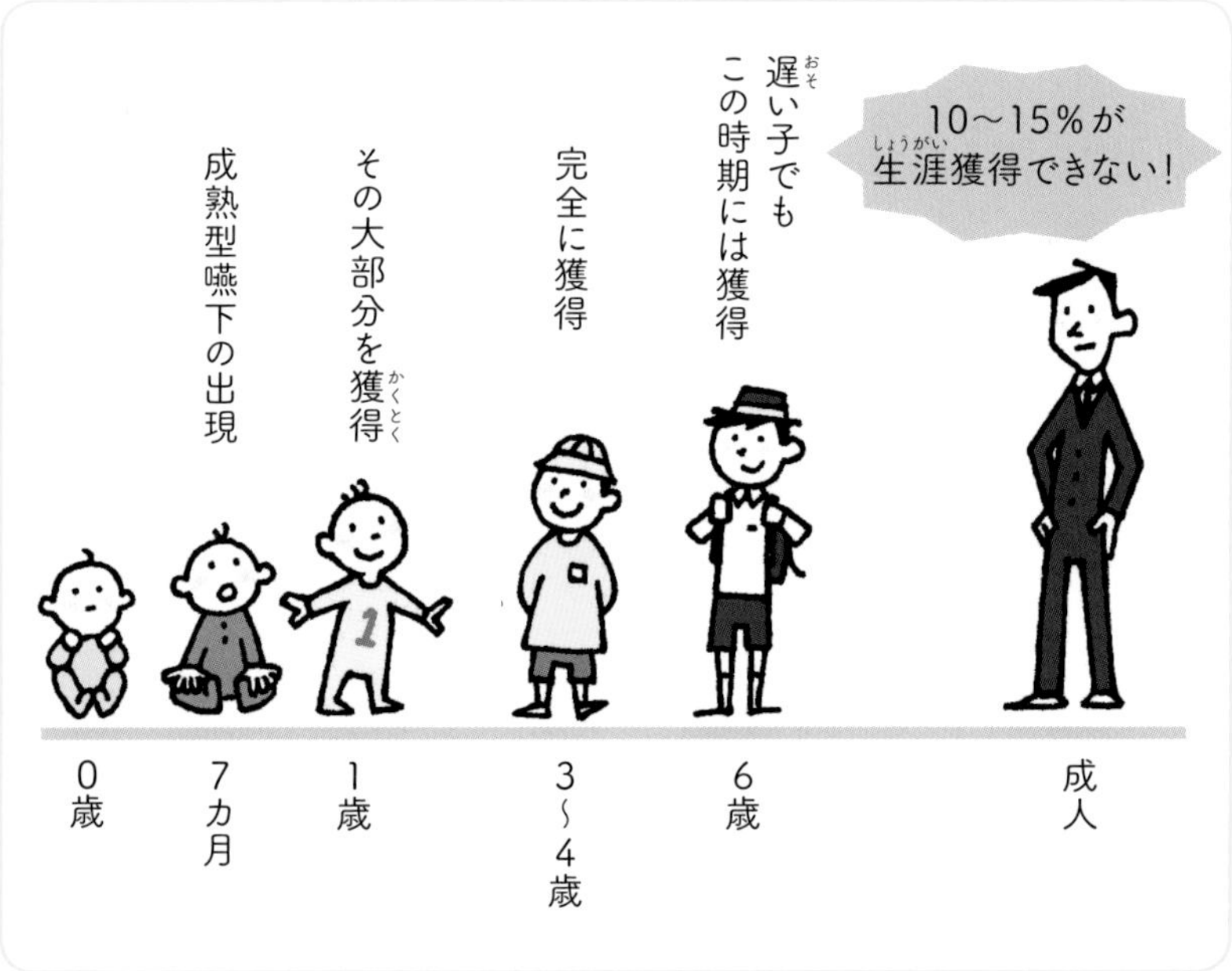
成熟型嚥下の出現
その大部分を獲得《かくとく》
完全に獲得
遅《おそ》い子でもこの時期には獲得
10〜15％が生涯《しょうがい》獲得できない！
0歳
7カ月
1歳
3〜4歳
6歳
成人

William R. Proffit, *Contemporary Orthodontics*（Mosby）を参考に作成

しかし、近年はその移行がうまくいかず、**乳児型嚥下が残るケースも増えています。**

以前は1割強の人に乳児型嚥下が残るといわれていましたが、最近では3人に1人がうまく移行できていないという報告もあります。

歯の生えそろったあと、舌を前に突《つ》き出す乳児型嚥下が長く続いていると、**上下の前歯の間に舌が入りこんで開咬《かいこう》を引き起こすなど、かみ合わせを崩《くず》す大きな原因となります。**

また、**舌の位置が下がり、慢性的《まんせいてき》な口呼吸につながる**おそれもあります。

では、乳児型嚥下から成熟型嚥下へとスムーズに切り替えるために、離乳期から幼児期以降にかけて何が必要になるのでしょうか。

まず大切なのは、これまで説明してきたように、きちんと段階を踏《ふ》んで口のまわりの筋肉をしっかり育て、その正しい使い方や動きを身につけることです。

とくに、離乳の完了期のうちに、母乳やミルクからは完全に卒業しましょう。

乳児型嚥下は、母乳やミルクを飲むための動作です。

卒乳がなかなかできないと、乳児型嚥下がいつまでも残ってしまい、新しい飲みこみ方に切り替えることができません。

遅くとも離乳食を終える1歳半ごろには、卒乳してほしいところです。

3 〝コップ飲み〟で正しい飲み方を覚える

また、離乳期の後半くらいからは、母乳やミルク以外に子どもが自分で水分をとる機会が増えてきます。

このときに気をつけてほしいのが、コップ飲みとストロー飲みのそれぞれの開始時期です。少し意外かもしれませんが、「**はじめはコップ飲みから。ストロー飲みはそのあとで**」を必ず守るようにしてください。

コップ飲みは、成熟型嚥下の習得には欠かせないステップです。

口をつけるものが乳首からコップへと変わることで、飲むときの唇や舌などの動きが劇的に変化します。

逆に、ストローで何かを飲むときの動作は、母乳やミルクを飲むときと基本的に変わりません。

そのため、コップ飲みより先にストロー飲みを覚えてしまうと、正しい動作が身につかず、乳児型嚥下からなかなか抜け出せないのです。

コップ飲みといっても、最初は大人のようにゴクゴクとは飲めません。

コップのはじに唇をつけ、コップを傾《かたむ》けて上の唇ですすって飲む、いわゆる**「すすり飲み」**をします。


じつは、この**すすり飲みは、上唇をきたえるよいトレーニングになります。**

また、**口をしっかりつむれるようになるので、口呼吸の予防にもつながります。**


コップ飲みの練習は、生後7カ月ぐらいから少しずつはじめるとよいでしょう。

いちばんはじめは、おみそ汁《しる》などをスプーンにとり、スプーンでのすすり飲みから練習します。

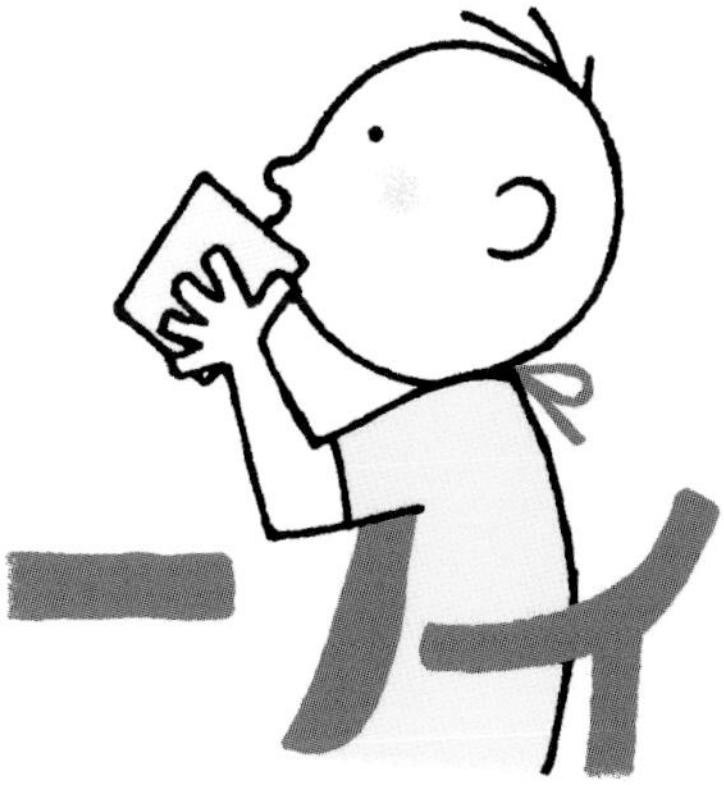

column

知ってびっくり！　ストローマグは〝使ってはいけない〟!?

近年、ストローと上ぶたの付いた乳幼児向けのボトルやマグカップ、いわゆる「ストローマグ」をたくさんのお母さんが使っています。

これらの製品の多くは、離乳期真っただ中の生後6カ月～1歳ごろから使えるとうたっています。

もしかすると、離乳の1ステップと思いこんでいるお母さんもいるかもしれません。

しかし、このストローマグは、じつは〝使ってはいけない〟赤ちゃんグッズの筆頭です。

どんな形態のストローであろうと、何かをくわえてものを飲むこと自体が本来の口の使い方とは大きくかけ離《はな》れていて、正しい飲みこみ方（成熟型嚥下）や口の動きを習得する妨《さまた》げとなるのです。

たしかに、飲み物をこぼさず飲んでくれるストローマグは、お母さんにとってありがたい存在です。

けれども、子どもの口の成長を考えるなら、使用は控《ひか》えてすすり飲みとコップ飲みの習得を優先してください。

また、レストランなどで子どもにストローやストローマグを用意してくれることもありますが、同じくコップ飲みの習得前には使わないことをおすすめします。

ストローマグは
口の成長を妨げる

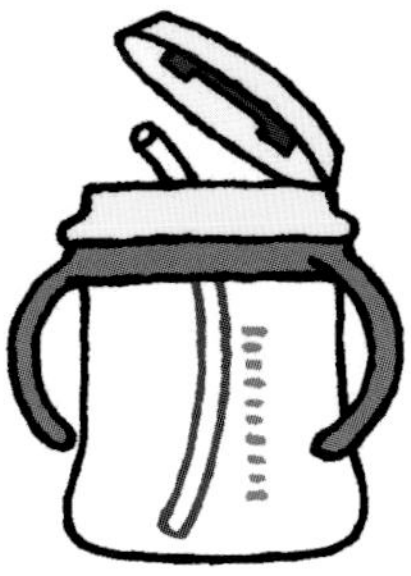

スプーンでのすすり飲みがじょうずにできるようになったら、いよいよコップに挑戦《ちょうせん》です。虫歯予防のためにも甘《あま》いジュースなどは避《さ》けて、白湯《さゆ》や麦茶などをコップに入れて飲ませてあげてください。

お母さんがお手本を見せてあげるようにすれば、見よう見まねでそのうちコップからのすすり飲みに慣れるはずです。

おそらくみなさんが思うよりもずっと早く、1歳になるころには、自分でコップを持って飲めるようになるでしょう。

なお、ストロー飲みの正しい開始時期は2歳ごろです。

少なくとも、コップ飲みがじょうずにできるようになってからにしましょう。

4 「子は親を見て育つ」嚥下改善のコツ

じつは、お子さんの矯正治療《きょうせいちりょう》に付き添《そ》いで来るお母さん・お父さんを見ると、親子ともに誤った飲みこみ方をしているケースが多々あります。

というのも、小さな子どもというのは、まわりの人をほんとうによく見ていて、とりわけお母さんやお父さんのすることは何でもまねしようとするからです。

よく親子では、笑い方や仕草が似るなどといいます。

もちろん、これは遺伝子によって受け継《つ》がれた「遺伝」ではなく、子どもが「模倣《もほう》」により習得したものです。

同じように、**親自身が誤った飲みこみ方をしていると、子どもも親と同じ誤った飲みこみ方を模倣して覚えてしまいます。**

もし、自分の嚥下《えんげ》機能に問題があるなと思ったら、まずは食事のときに次の4つのポイントに気をつけてみましょう。

・食べ物は、上下の奥歯でよくかんでから飲みこむ
・飲みこむときは、奥歯をかみしめたままで飲みくだす
・食べ物をかんでいる間、上下の唇はきちんと閉じる
・食べ物を口に入れるとき、舌で食べ物を迎《むか》えにいかない（「迎え舌」をしない）

大人が食べ方や飲みこみ方を修正するのは、子どもの場合よりも苦労することが少なくありません。

しかし、子どもがまねるリスクを考えると、少しずつでも改善していくことをおすすめします。

5 大人も試してみよう！　飲みこみ方チェック

子どものときに成熟型嚥下に正しく移行できず、大人になっても乳児型嚥下が残ったまま

という人はしばしば見かけます。

そうした人によくある症状を、下のチェックリストにまとめました。

みなさんには思い当たるものはありますか。

また、嚥下の機能に問題がないかどうかを調べる簡単なテストもあります（116〜117ページを参照）。

チェックリストの中に2つ以上当てはまる項目《こうもく》があるなら、これらの自己診断テストも試してみてください。

嚥下トラブル・チェックリスト

1	錠剤《じょうざい》やカプセルなどが飲みこみにくい	□
2	歯の治療時などに、水が口の奥にたまると苦しくなる	□
3	歯の治療で歯型をとるとき、むかつきが強く出る	□
4	食べ物を飲みこんだとき、鼻に食べ物が入ることがある	□
5	食事中によくむせる	□
6	のどに何かがつまったような感じがいつもする	□
7	鼻の病気はないのに、口呼吸をしてしまう	□

成熟型嚥下チェック・テスト

＜テスト１＞

○クラッカー飲みくだしテスト

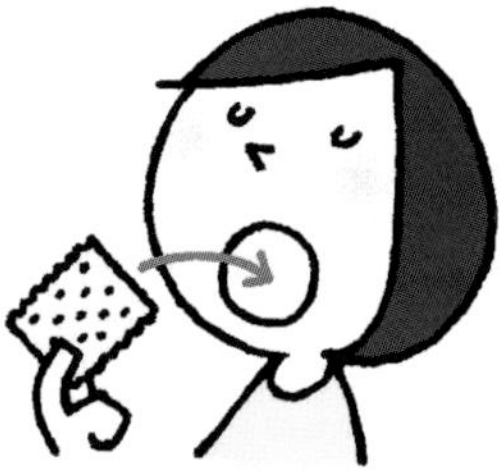

テスト方法：

①クラッカーを口の中に入れ、唇をしっかりと閉じます。

②そのまま、クラッカーをかんで飲みこみます。完全に飲みくだすまで口は開けないようにしてください。

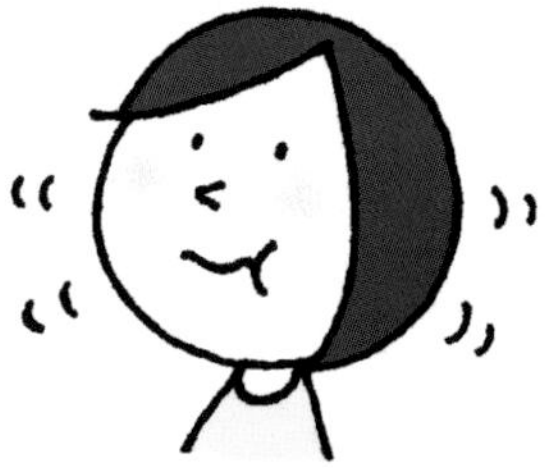

結果の見方：

・まず、食べている最中に息苦しくなったり、違和感《いわかん》を感じたりした場合は、ふだんきちんと鼻で呼吸できていない可能性があります。鼻呼吸ができていれば、ものをかんでいる間に一時でも口が開くことはないからです。

　逆に、口を開けてものをかむ「くちゃくちゃ食べ」や、そこまで極端《きょくたん》でなくとも食べている間に何度も口を開けたくなるのは、口呼吸のあらわれです。

・食べ終わったら、口の中を見てみましょう。もし舌の上や唇の裏側にクラッカーの大きな食べかすが残っていたら、きちんと飲みこめていない（成熟型嚥下が正しくできていない）証拠《しょうこ》です。

　ものをかんで飲みこむまでの間、ほおや舌はたくみに連動して、↖

（食べ物が唇やほおの裏に落ちないようにしながら）のどの方へと送っていきます。口の中に大きな食べかすが残るということは、それらの筋肉がうまく連動できていないのです。

＜テスト２＞

下唇おさえ飲みこみテスト

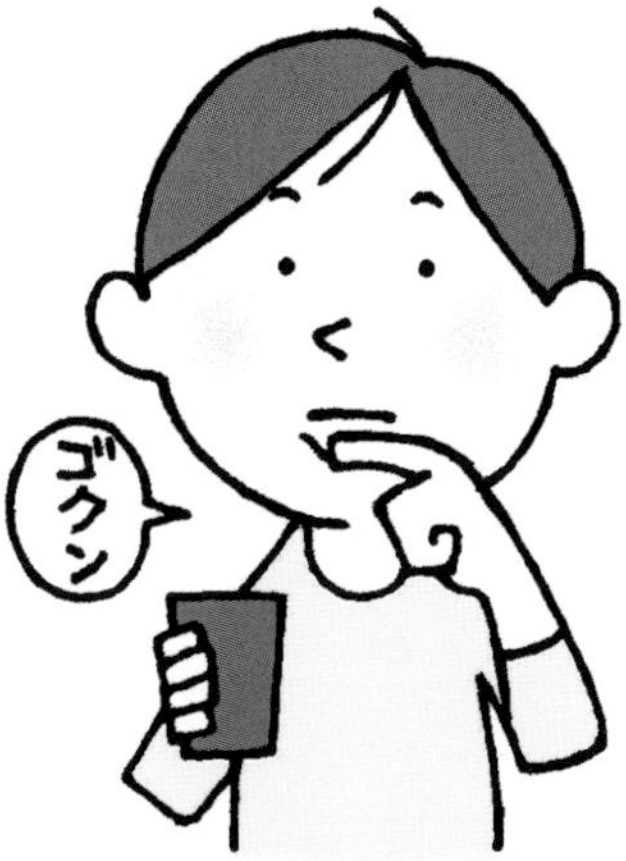

テスト方法：

①口の中に水を少量含《ふく》みます。

②下唇に指を当て、下側にめくるようにおさえます。

③下唇をおさえたまま、口に含んだ水を飲みこみます。

結果の見方：

・このやり方で、下唇をおさえたまま口に含んだ水を飲めるようなら、とくに問題はありません。

うまく飲みこめなかったり、口から水が漏《も》れ出してきたりする場合は、成熟型嚥下が正しくできていない可能性があります。

6 口呼吸の予防は鼻炎対策から

「慢性的な口呼吸の患者さんには、鼻炎《びえん》持ちが多い」。

これは、私がふだん診察をする中で常々感じることです。

そのような患者さんの場合、**鼻炎で鼻がつまり、必然的に口呼吸をせざるをえない状態がふだんから定着してしまっています**。

こうしたケースは、子どもの患者《かんじゃ》さんも例外ではありません。

第4章で説明したように、慢性的な口呼吸は、歯ならびや全身の健康に悪影響を及ぼします。

そこで、もし日ごろお子さんの鼻づまりや鼻水にお悩《なや》みなら、「**おふろで鼻をかませる**」ことを習慣にしてみましょう。

湯気でやわらかくなった鼻水を「チーン」とかんでもらうと、鼻の穴の中にたまった汚《よご》れがすっきりとれます。

おふろで顔や髪《かみ》を洗うときにも、鼻から吸いこんだほこりやばい菌《きん》はある程度いっしょに洗い流されますが、そのあとひと手間かけて鼻をかむことで、鼻の通りが格段によくなるのです。

効果のほどは、たとえば夜眠《ねむ》っているときの呼吸のしかたを見るとよくわかります。

鼻をかんで寝《ね》た日は、口を閉じたまま、鼻だけで呼吸して熟睡《じゅくすい》するはずです。

一方、鼻をかまない（あるいは汚れがとりきれていない）と、口でも息をしながら息苦しそうに眠ります。

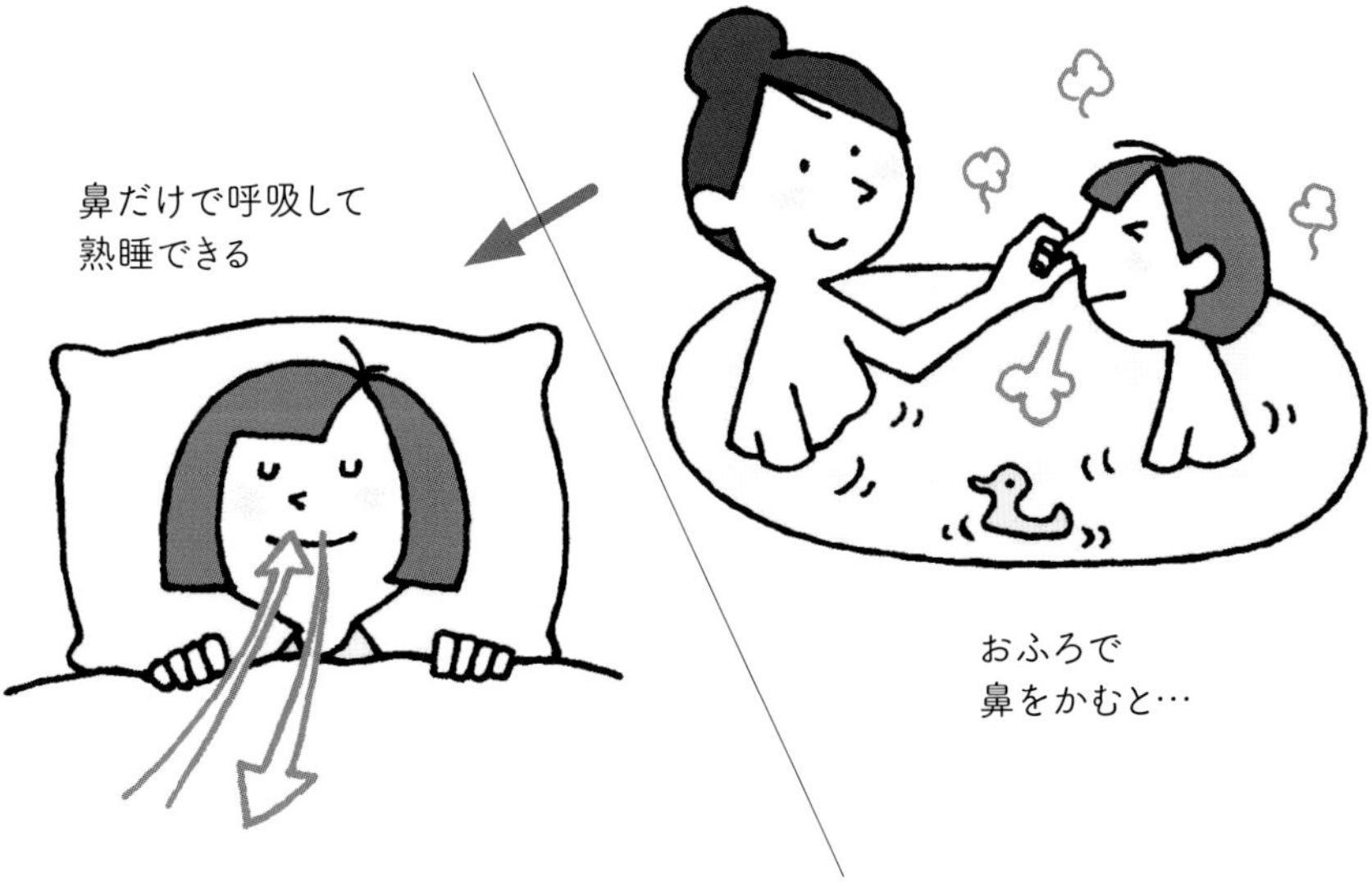
おふろで
鼻をかむと…
鼻だけで呼吸して
熟睡できる

お子さんが小さく、鼻をまだじょうずにかめない場合は、入浴時に鼻を軽くつまむ感じで、中の汚れをなるべく洗い流してあげてください。

また、とくにおふろ上がりでなくても、**鼻の中を清潔に保つことは大切**です。

鼻が少しズルズルしてきたら、こまめに鼻をかませたり、拭《ふ》きとったりしてあげましょう。

もちろん、鼻炎の原因はハウスダストやアレルギーなどさまざまで、有効な対策も一概《いちがい》には言えません。

しかし、この「おふろで鼻かみ」の習慣は、子どもの（そして大人でも）鼻づまりの重症化を防ぐのにとても役立ちます。ぜひ試してみてください。

7 2、3歳までに卒業したい指しゃぶり

また、**2歳前後から気をつけたいのは指しゃぶりです。**

指しゃぶりはもともと、赤ちゃんが本能的に持つ反射（吸てつ反射）のあらわれです。

この反射があるからこそ、生まれたばかりの赤ちゃんは、だれに教わるでもなくお母さんのおっぱいに吸い付けます。

指しゃぶりがもっとも多い時期は生後3、4カ月ごろで、7カ月ぐらいから徐々に消えます。

一部の乳幼児（20〜45％程度）では1歳を過ぎても見られますが、成長とともに自然と回数が減り、そのうちまったくしなくなればそれで何も問題はありません。

一方、指しゃぶりをなかなかやめない子も中にはいます。

乳歯が生えそろってからの指しゃぶりは、出っ歯や開咬《かいこう》などさまざまな不正咬合に直結します。

できれば2、3歳くらい、遅くとも4歳になるまでにはやめてほしいところです。

とはいえ、無理にやめさせようとするのはかえっ

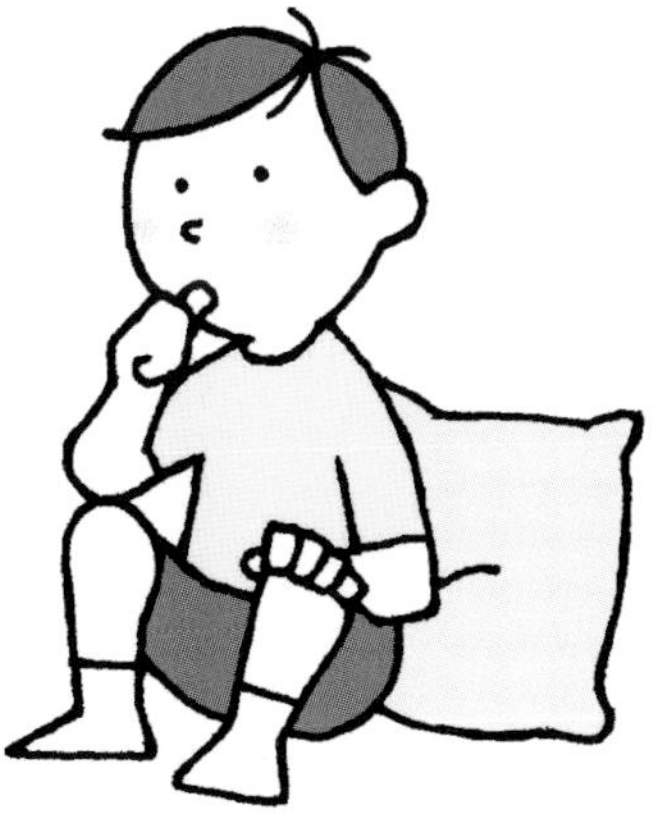

て逆効果です。

子どもが指しゃぶりをなかなかやめない場合、何らかの理由で心理的な不満・不安やストレスをかかえていて、指しゃぶりがその埋《う》め合わせになっていることがよくあるからです。

指しゃぶりの心理的要因には、たとえば次のようなものがあります。

・授乳時間やそれ以外でのスキンシップが不足している（甘《あま》えたりない）
・日中に十分からだを動かせていない（運動や遊びによるエネルギーの発散不足）
・生活環境《かんきょう》の急な変化でストレスを感じている（保育園への入園や転居、弟・妹の誕生など）

こうした原因にも気を配りつつ、「指しゃぶりはよくない」ことだと子どもにやさしく説明してあげてください。

もし**指しゃぶりが原因で歯ならびが乱れてしまったとしても、4、5歳ころまでにやめられて、かつ症状が軽微《けいび》であれば、多くの場合で歯ならびも正常な状態に戻ります。**

指しゃぶり対処法のポイント

○ 0歳〜1歳

・問題行動ではないので、ほうっておく

○ 1歳代

・指しゃぶりの頻度《ひんど》が少しずつでも減っているなら、そのまま様子を見る
・頻度が減らない場合は、ストレスや運動不足など生活面の問題がないか見直す
・指サックをするなど、強制的にやめさせようとするのは得策ではない

○ 2歳代

・頻度などに変化がない場合、ストレスなどの生活面の問題を引き続き見直す
・ことばを理解しはじめる年ごろなので、「指しゃぶりはやめようね」とやさしく説明して、子ども自身にその行動がよくないということを教えてあげる

○ 3、4歳代

・この時期までに8割くらいの子どもが自然とやめるが、保育園や幼稚園《ようちえん》への入園など、環境《かんきょう》の変化で指しゃぶりが再発する子もいる
・ストレスなど生活面の問題を見直すとともに、「指しゃぶりはやめたほうがいい」と引き続き子どもに言って聞かせ、みずからやめようとする気持ちを芽生えさせる

○ 5歳以上

・この時期まで指しゃぶりが続いている場合、自発的にやめるのは難しいケースが多い。指しゃぶりをやめる最後のきっかけは小学校への入学だが、このころになると歯ならびへの影響《えいきょう》もしだいに大きくなるので、早めに歯科矯正《きょうせい》の専門医に相談する

学童期（6歳以降）

ポイント

①歯とあごをよりよく育てる食生活とは

②「早食い」「ながら食い」はやめる

③生活習慣が歯ならび・かみ合わせをつくる

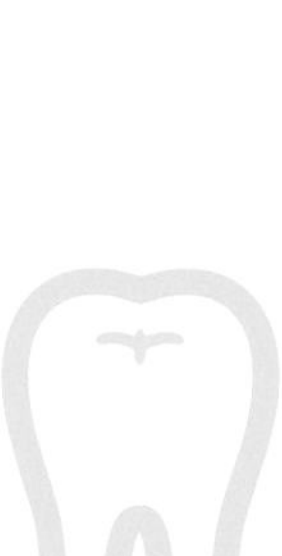

1 歯とあごをよりよく育てる食生活とは

あごの成長は20歳前後まで続きます。

第4章で説明したとおり、丈夫《じょうぶ》なあごが育つには、ものをかむときに使う咀嚼筋《そしゃくきん》の発達が欠かせません。

では、丈夫なあごを育てる＝歯ならびにいい影響を与える食事とはどんなものでしょうか。

厚生労働省は2009年に「食事のときは一口30回かもう」と提唱しています（噛《か》みんぐ30）。この「30回かもう」には私も基本的に賛成ですが、いくら「かめ、かめ」と言っても、たとえば豆腐《とうふ》を30回はなかなかかめません。

そこで大切なのが、**よくかまないと飲みくだせない食材を、ふだんの食事で選ぶ**ことです。たとえば、野菜など繊維質《せんいしつ》の多い食べ物やかみごたえのある肉類、フランスパンのような固めのパンなどはいいと思います。

逆に、テレビによく出てくる「簡単にかみ切れる！」「とろけるよう！」な上質のお肉は、あごをなまけさせてしまいます。

また、ふつうの和食もおすすめです。ごはんは、玄米《げんまい》や雑穀入りだとなおよいでしょう。

一方、ごはんメインではあっても、かきこむ感じの丼《どんぶり》ものやカレーライスは、咀嚼の面からはあまり歓迎《かんげい》できません。丼ものやカレーの日には、副菜にさいの目に切った野菜サラダを出すといった工夫をしてみましょう。

あまり杓子定規《しゃくしじょうぎ》に考えすぎず、無理のない範囲《はんい》でいいので、ふだんの食事の中で〝よくかむためのメニュー〟を心がけてみてください。

2 「早食い」「ながら食い」はやめる

こうしてよくかんで食べていると、食事にかかる時間もその分長くなります。

忙《いそが》しいとつい「早く食べなさい！」と子どもに言いそうになりますが、せっかくの家族いっしょに過ごす時間です。

その日あったことなどを話しながら、ゆっくりと食事をしましょう。


ちなみに、歯の根元にある歯根膜《しこんまく》（61ページの図）には、脳に直接つながる三叉神経《さんさしんけい》が通っています。**ものをかんだときの刺激《しげき》は、この三叉神経を通じて脳に伝わり、学習や記憶《きおく》に関する機能を活性化させる**ともいわれています。


また、**食事の時間中、テレビは消すことをおすすめします。**

子どもはとくにテレビに気をとられやすく、食事中の口の動き（咀嚼と嚥下《えんげ》）がおろそかになります。

さらに、テレビの方向にからだをひねって食べて

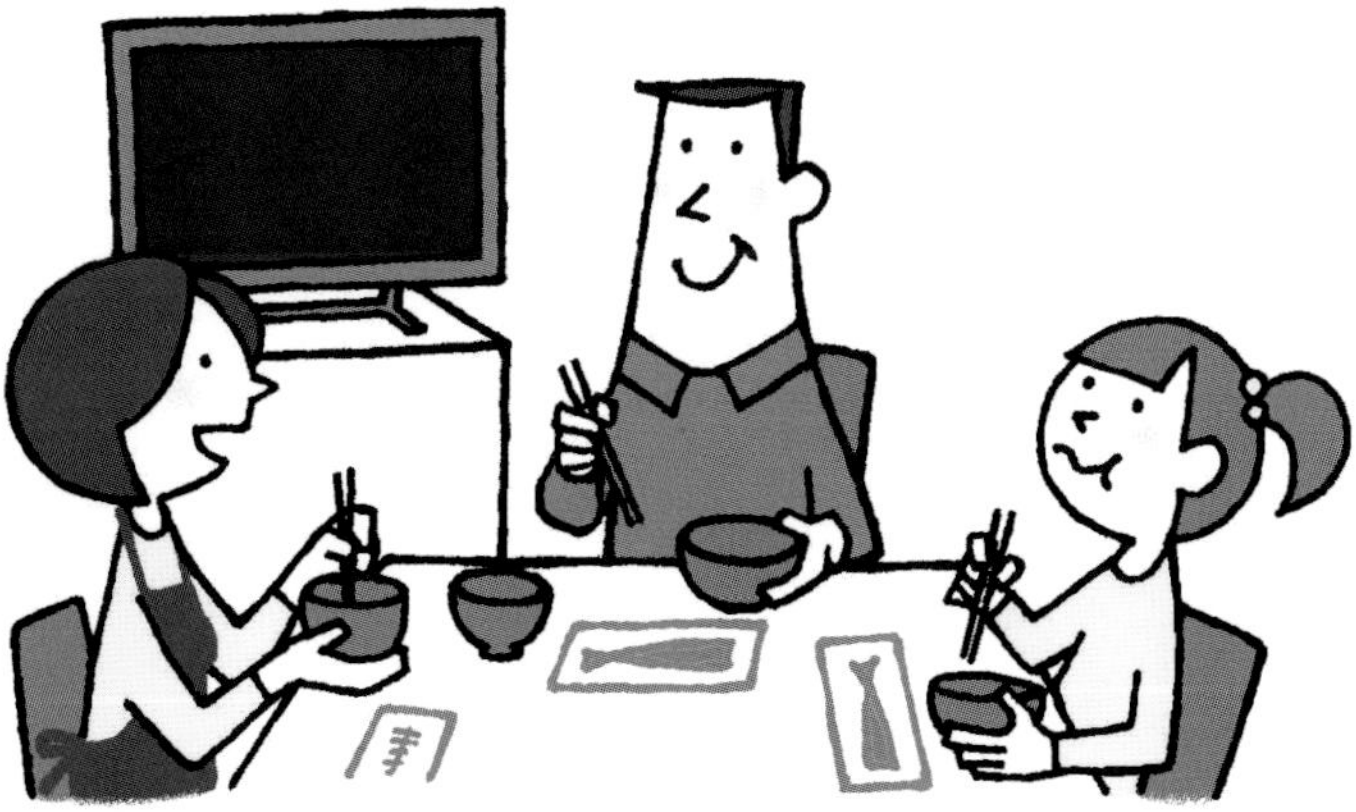

いると、かみ合わせがずれる心配もあります。

もちろん、第4章で説明したとおり、こうした姿勢についての問題は、食事どきだけでなくふだんの生活や寝るときにも気をつけてください。

3 生活習慣が歯ならび・かみ合わせをつくる

「三つ子の魂百《たましい》まで」とよく言います。

幼児期以降、成熟型嚥下をはじめとする正しい口の使い方をしっかり習得し、呼吸や姿勢、あごの発育などにも何も問題がなければ、それらの結果としてその後の歯ならびも整ってきます。

とはいえ、小学校に上がる6歳以降も油断は禁物です。

あごのさらなる成長に加え、乳歯から永久歯への生えかわりという一大イベントが待っています。

引き続き口の機能を正しく育てて、いい歯ならびのまま永久歯列を完成させるため、ふだんの生活では次のようなことにとくに注意しましょう。

- 口をしっかりつむる
- 食べ物をよくかんで食べる
- 食べるとき、くちゃくちゃ音を立てない
- 姿勢を正す、ほおづえをつかない（とくに食事中はひじをつかない）
- 座るときは足をぶらぶらさせず、床《ゆか》にしっかりとつける

ほかにも生活習慣上の注意点としては、**「爪《つめ》をかまない」「唇をかんだり、巻きこんだりしない」**といったものがあります。

こうして並べてみると、昔から「お行儀《ぎょうぎ》が悪い」とされてきたことと不思議と共通していませんか？

科学的な根拠《こんきょ》は知らなくても、昔の人はこれらの行為《こうい》が歯や口、ひいては全身の健康に影

響すると経験的に感じていたのかもしれません。

ともあれ、歯ならびやかみ合わせをつくるための礎《いしずえ》が口の正しい機能の獲得《かくとく》・維持《いじ》にあり、加えて全身の姿勢さえもかかわっていることが、本書を読んでよくわかっていただけたと思います。

「きれいに整った歯ならび」と「しっかりはたらく口とあご」は、将来の子どもに渡《わた》せる一生もののプレゼントです。

ふだんの生活を通じて、ぜひじょうずに育ててあげてください。

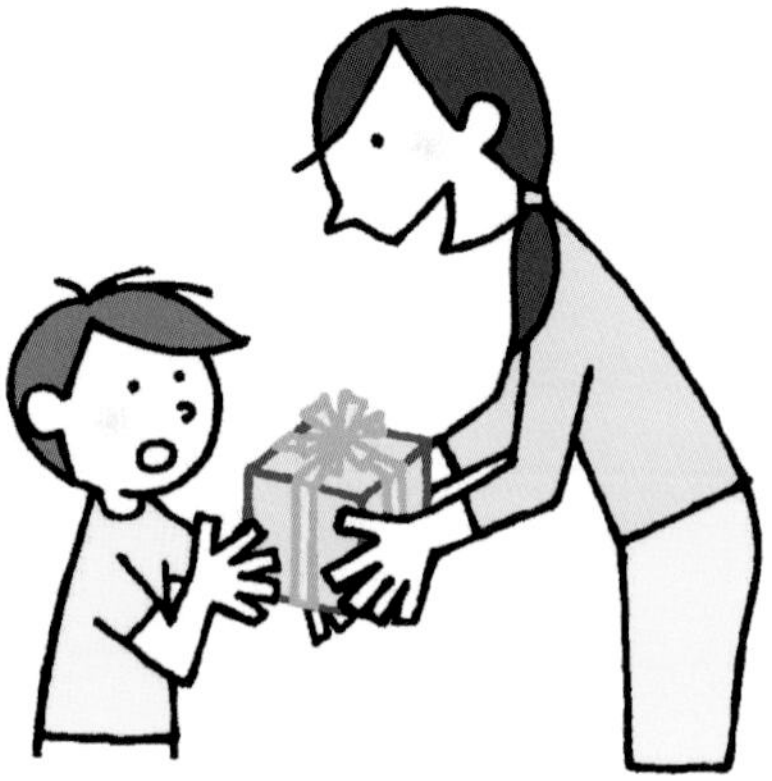

column

動画付・親子でかんたん！　毎日楽しくできる「くち体操」

歯ならびやかみ合わせを悪くしないための基本はやはり正しい生活習慣ですが、それに加えて舌や口まわりの筋肉、あごのトレーニングをするのも効果的です。

私のクリニックで患者さんに指導しているトレーニングの中から、親子で簡単かつ楽しくできるものをいくつか紹介します。

ポイントは、〝細く長く〟負担なく続けられるトレーニングです。お子さんといっしょに、ぜひやってみてください。

「くち体操」の動画もあります。
見たい人は、スマホなどで
アクセス！

https://youtu.be/WLMIQV8Xs2A
日本スウェーデン歯科学会提供

※動画の無断転用を禁止します。

小さいお子さん向け

○タン・タッピング（舌のトレーニング）

〈やり方〉

①舌先を上あごの「スポット」（イラストの場所）につけ、口を縦になるべく大きく開きます。

②舌を上あごに強く吸いつけるようにして、舌の腹や全体をできるだけ上に持ち上げます。

③上あごに吸いつけた舌を勢いよく下あごに打ちつけ、「タンッ」と音を鳴らします。

④慣れてきたら、今度は「タッタッタッ」とリズミカルに鳴るよう、舌の持ち上げと打ちつけをくりかえしてみましょう。

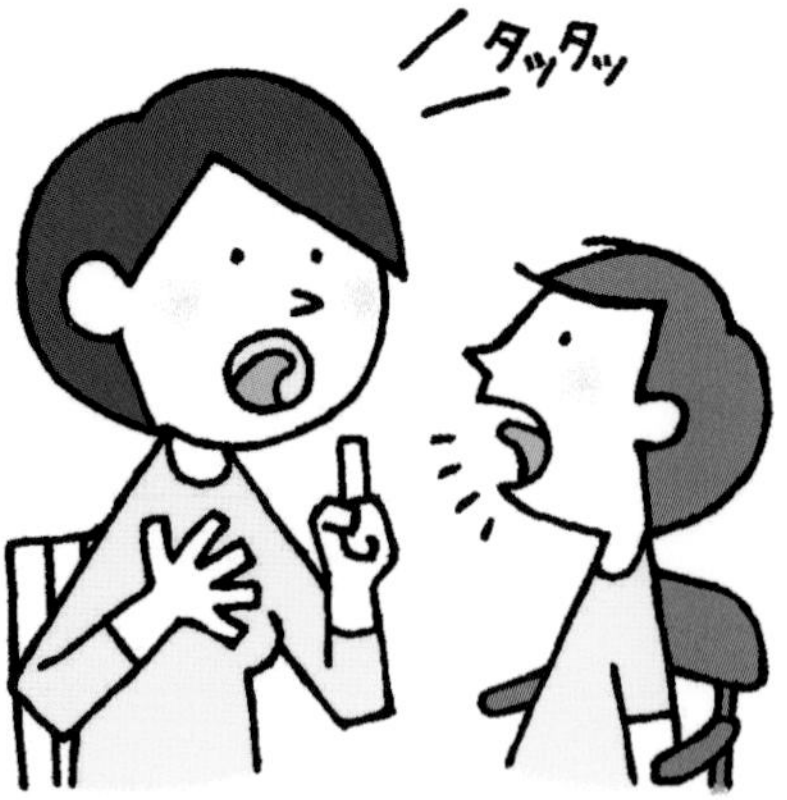

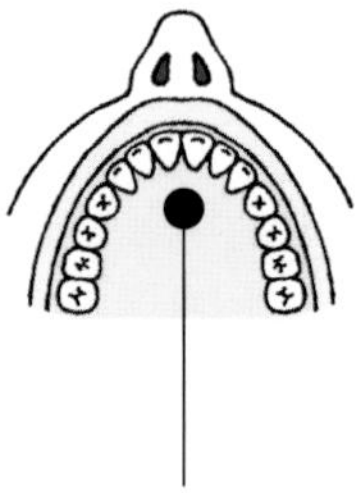

スポット
舌の先はここに置く

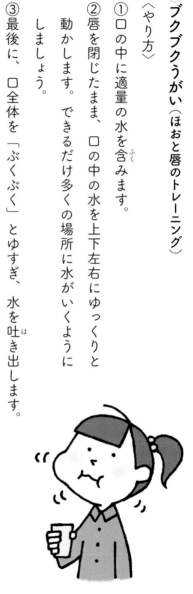

ブクブクうがい（ほおと唇のトレーニング）

〈やり方〉

①口の中に適量の水を含《ふく》みます。

②唇を閉じたまま、口の中の水を上下左右にゆっくりと動かします。できるだけ多くの場所に水がいくようにしましょう。

③最後に、口全体を「ぶくぶく」とゆすぎ、水を吐《は》き出します。

④これを2回やって、ブクブクうがいはおしまいです。

ガラガラうがい（ほおと唇のトレーニング）

〈やり方〉

①口の中に、適量の水を含みます。

②上を向いて口を開け、「ガラガラ」と5秒間うがいをします。

③上向きのままうがいをやめ、鼻呼吸（鼻から息を吸って出す）を5回します。

④水を吐き出し、同じことをもう一度くりかえします（全部で2回）。

大きいお子さん向け

○ガムぺったん（舌のトレーニング）

〈やり方〉

①ガム（市販《しはん》のキシリトールガムでOK）を1枚用意し、ある程度かんでやわらかくしてから、口の中で丸めます。

②舌の真ん中のあたりに、丸めたガムをのせます。

③舌の腹や舌全体を使って、上あごにガムをぎゅうぎゅうと押しつけて伸《の》ばします。

このとき、舌の先は使わないようにします。

④上あごに平らに伸ばしたガムがうまくはりつき、舌をはなしても落ちなければ成功です！

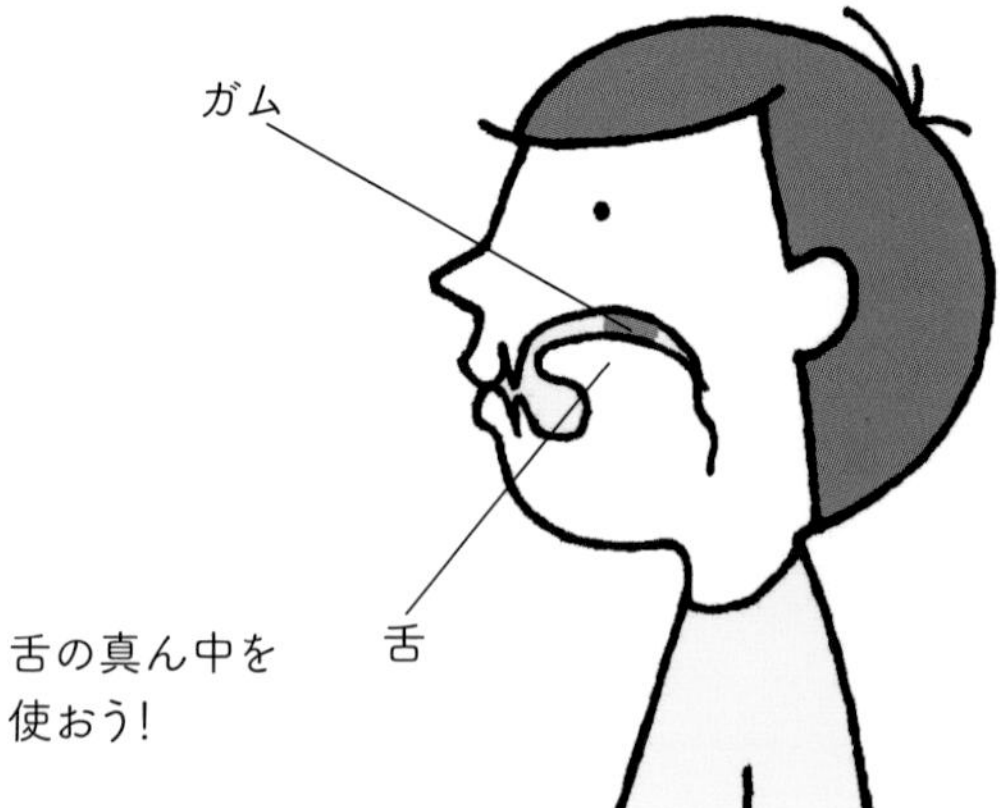

○風船チャレンジ（ほおと唇のトレーニング）

〈やり方〉

①おもちゃのゴム風船を用意します。

②風船の口を、歯でかまずに、上下の唇だけを使ってくわえます。

③唇だけでくわえた風船に、息を吹《ふ》きこんでふくらませます。

ふくらませている間も、歯でかんだり、手で支えたりしないでください。

④風船がしっかりとふくらみ、そのまま5秒間、唇の力だけでくわえ続けることができれば成功です！

どうしてもうまくいかないときは、風船に手を軽く添《そ》えるようにしましょう。

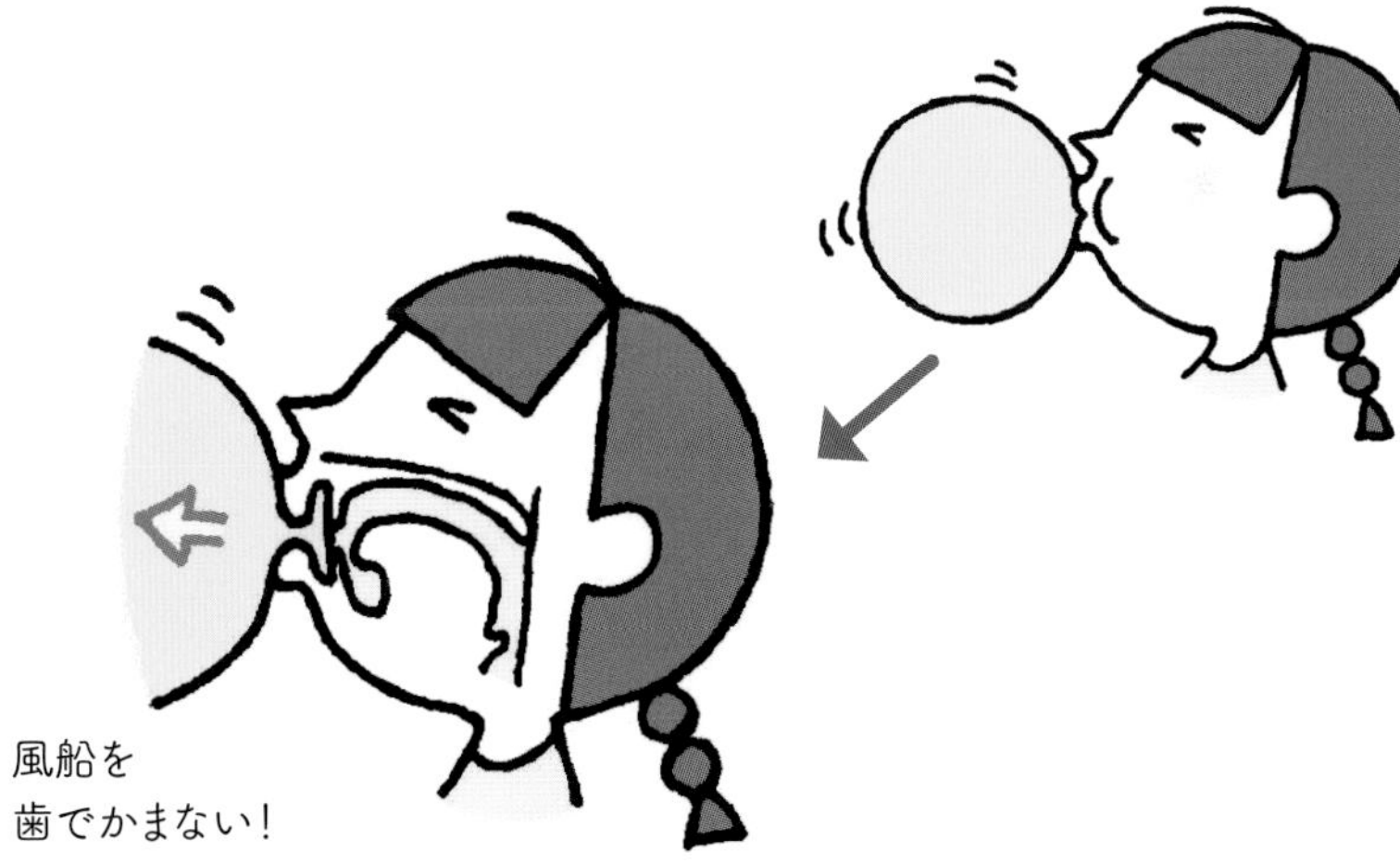

おわりに

◯本書と「口腔機能発達不全症」

「口腔《こうくう》機《き》能《のう》発《はっ》達《たつ》不《ふ》全《ぜん》症《しょう》」という病気について、みなさんもどこかで見聞きしたことがあるかもしれません。

平たく言うと、子どもが「ごはんを上手に食べられない」「発音がクリアでない」「いつも口呼吸（お口ぽかん）である」など、つまり本書でまさに解説してきた「正しい口の使い方」ができていない状態の病気です。

個人的にはなんといかめしい病名かとも思いますが、その一方でこうした口腔機能発達不全症を持つお子さんは、これまで認知されてこなかっただけで、じつは全国に数多くいるはずだとも考えています。

いま私のクリニックでは、下は4歳《さい》くらいから、多くの子どもたちが通院していますが、それぞれ程度の差はあれど、ほとんどの子に口腔機能発達不全症の症状《しょうじょう》があるからです。

もし症状が軽ければ、少しのトレーニング（本書で紹介《しょうかい》した「くち体操」もそのほんの一例です）で鼻呼吸を完全に身につけ、食事も食べこぼしなく上手にとれるようになります。トレーニング自体もスムーズに行えます。

一方、重度の口腔機能発達不全症を持つお子さんの場合、そもそもトレーニングに入るまでに一苦労することがあります。

なぜなら、いすにじっと座る、あるいは診療《しんりょう》台で横たわることがまずできない（院内をうろうろしたり、床《ゆか》に転がることもあります）、口の中を見ようにもおしゃべりが止まらず、こちらの質問と無関係なことをひたすら話し続けるといった患者《かんじゃ》さんが少なくないからです。3、4歳の幼児で目にする光景ですが、彼ら彼女らの多くは小学校中学年程度の児童です。

けれども、口腔機能の治療《ちりょう》を進めていくと、そのような子どもたちの様子が少しずつ変わってきます。

診療台から動かずに、落ち着いて口の中を見せてくれて、質問の受け答えや指示されたトレーニングもきちんとこなせるようになるのです。来院当初は、他院で精神発達の遅《おく》れを指《し》摘《てき》されていた子も、同じように改善が見られました。

にわかには信じがたいかもしれませんが、もちろん誇張《こちょう》や思いこみなどではありません。実際、口の機能改善を目的とする「筋機能療法《きんきのうりょうほう》」を積極的にとり入れている矯正《きょうせい》歯科医の間では、同じような経験が数多く共有されています。

生後間もない赤ちゃんでは、筋機能の発達が刺激《しげき》となり、知能の発達を促《うなが》すといわれます。乳幼児の知能の発達段階を調べるために、嚥下《えんげ》の様式を見ることもあります。

このように、「乳児型嚥下から成熟《せいじゅく》型嚥下への移行」というトピックは、歯学・医学において昔から一定の関心を持たれてきました。これは、口の機能の発達と脳幹部の発育とが密接に関係しているとみられるからです。

残念ながら、現在のところ、それを完全に裏付けるような研究はありません。しかし、矯正歯科医をはじめ、多くの医療関係者は、治療の現場で日々肌身《はだみ》に感じているはずです。

世の中が便利になり、育児に関する情報も氾濫《はんらん》する一方で、昔はわざわざ教わらなくても自然と身についていた正しい口の機能が、現代では獲得《かくとく》しにくくなっているのは、なんとも

口腔機能発達不全症と口腔機能低下症

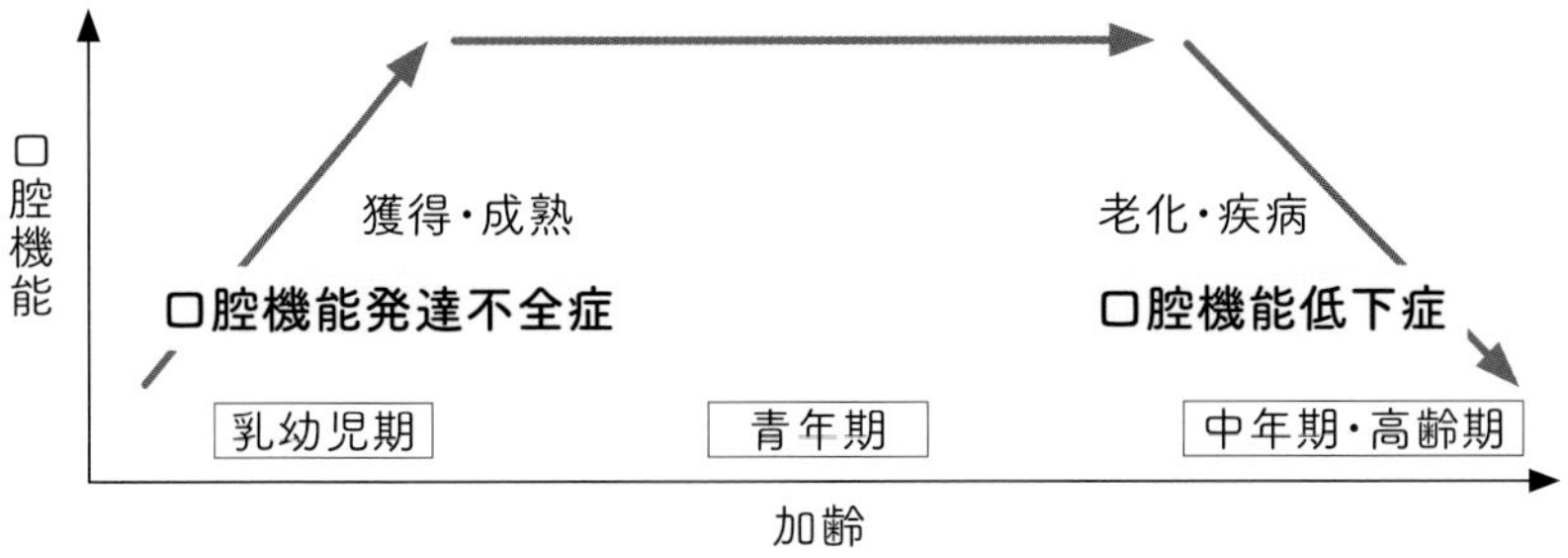

乳幼児期の口腔機能の獲得に問題がある場合を「口腔機能発達不全症」、
中年・高齢期以降に機能が病的に低下した場合を「口腔機能低下症」と呼ぶ。

上田貴之他(2018)「口腔機能低下症の検査と診断――改訂に向けた中間報告」『老年歯科医学』33(3)を参考に作成

皮肉な話です。

高齢者《こうれいしゃ》に生じる「口腔機能低下症」は、誤嚥性肺炎《ごえんせいはいえん》のみならず、脳の血管障害や認知症、動脈硬化《こうか》などのリスクも高くするという研究結果があります。

しかし、口腔機能発達不全症の子どもは、口腔機能が衰《おとろ》える以前に、そもそも正しい機能を手に入れてすらいないのです。

想像してみてください。そうした子どもたちの将来を。ただでさえまともでない口腔機能が、年をとって筋力が衰えるとともにさらに低下していくと、いったいどうなるのでしょうか？

みなさんの大切なお子さんが、親がいなくなったあとも元気で健康的に人生をまっとうできるよう、その基礎《きそ》、土台づくりをしてあげられるのは、お父さんとお母さんだけです。

母親〝失格〟の私が届けたいこと

私は40歳のときに、初産で息子を授かりました。

そのあと、生後1カ月以内に職場復帰し、2カ月がたつころには、まだ首のすわらないわが子を保育園にあずけて、日中は診療に集中する生活に戻《もど》りました。

もちろん、本書にも書いた授乳時のスキンシップの大切さは、当時もよく知っていました。そこで、診察のある日は昼休みにタクシーをとばして保育園まで行き、息子にお乳をあげてはすぐにクリニックに戻っていました。

しかし、その甲斐《かい》なく、というよりは「やはり」というべきでしょうか。吸てつ反射の欲求が十分に満たされなかった息子は、重度のThumb sucker（指しゃぶりをする子）になってしまいました。

もうすぐ息子は4歳になりますが、いっこうにやめる気配はありません。

「人生のスタートを、いい状態で切らせてあげられなかった」

罪悪感の大きさから、指しゃぶりをしているわが子の姿を見るたびに胸が痛み、涙《なみだ》さえ出てきます。

ですから、私は、けっして「いいお手本」となるような母親ではありません。どちらかというと、母親失格です。けれども、だからこそ、みなさんにはご自身のお子さんを、よい方向へと導いてほしいと強く願っています。

この本を読んだからといって、ガラッと行動を変えられるお母さんは、なかなかいないと思います。がんばろうと思っても、うまくいかないこともたくさんあると思います。

子どもは思いどおりにはいかない。そんなものです。

でも、過去のことをくよくよと後悔《こうかい》しても、なにも事態は好転しない。そうであるならば、今できることを少しずつでも取り組んでほしいと思います。

本書をここまで読んでくださったということは、歯ならびと口のはたらきのかかわり、そしてその育て方について、すでに十分よく理解したも同じです。

たとえ「うちでは無理だよ！」と思ったお母さんでも、本書の内容を知る前と知った後とでは、日々の行動は必ずちがってくると私は確信しています。

まずは知ることが大切。その第1段階をクリアしたのですから、その先も一歩一歩、前向きに進んでいってください。私も、自分がやってあげられることを精一杯《せいいっぱい》してあげたいと思います。

いっしょにがんばっていきましょう。

最後に、本書を書くきっかけをつくってくださった時事通信出版局の天野里美さんに感謝申し上げます。日々の仕事に追われ、原稿《げんこう》の執筆《しっぴつ》が遅々《ちち》として進まない中、辛抱《しんぼう》強く寄り添《そ》い、ご尽力《じんりょく》くださいました。

また、映像制作会社ブルージラフの小林孝至社長と若林剛志アートディレクター、ほかスタッフの方々には、とてもわかりやすく、楽しくトレーニングできるすてきな動画を製作していただきました。本書の読者にとって、必ずや役に立つことと思います。

そして何より、本書に資料を提供してくださった患者さんの方々、動画撮影《さつえい》に協力してくれた瑠一くんに心からの感謝を申し上げます。

また、開業して以来自分の考えに共感し、筋機能療法という治療に携《たずさ》わってきてくれた歯科衛生士の千葉麻里枝さん、及川晴恵さん、鈴木志歩さん、そして母失格の私に文句も言わずに我慢《がまん》をし、精神的な支えとなってくれている主人と息子に感謝いたします。

今の自分があるのは、これまでご指導くださった多くの先生方との出会いがあってこそです。東京歯科大学附属病院の片倉朗病院長には、歯科医師としてのイロハを教えていただきました。東京医科歯科大学顎顔面《がくがんめん》矯正学分野の黒田敬之名誉《めいよ》教授には矯正治療の基礎を、イリノイ大学矯正歯科学講座のＣａｒｌａ Ａ．Ｅｖａｎｓ教授からは、治療における柔軟《じゅうなん》な発想を学びました。

日本橋に開院したのち、東京歯科大学の井出吉信理事長・学長ならびに同校解剖《かいぼう》学講座の阿部伸一教授には、筋機能療法を行ううえで要となる機能解剖についてご教授いただきました。そのほか、私を教え導いてくださった多くの先生方に、この場を借りて心よりの感謝を申し上げます。

２０２０年１月　浅川　幸子

【著者紹介】
浅川 幸子（あさかわ・さちこ）

医療法人社団早蕨会理事長、日本橋矯正歯科院長、日本矯正歯科学会認定医。歯学博士。

2000 年に東京歯科大学卒業後、2003 年に東京医科歯科大学顎顔面矯正学分野専攻課程修了、2006 年に米国イリノイ大学矯正歯科学講座卒後研修課程修了。2006 年に医療法人社団早蕨会設立。2015 年に東京歯科大学解剖学講座専攻課程修了、歯学博士取得。

区の保健所および地域の小学校で、不正咬合を未然に防ぐため、子どもと保護者の方に、食事のとり方や姿勢、呼吸法の指導などを定期的に行っている。

しあわせ歯ならびのつくり方
矯正しないための０歳からの子育て

2020 年 1 月 30 日　初版発行

著　　者　浅川幸子
発 行 者　武部　隆
発 行 所　株式会社時事通信出版局
発　　売　株式会社時事通信社
〒 104-8178　東京都中央区銀座 5-15-8
電話 03(5565)2155　https://bookpub.jiji.com/
印刷・製本　シナノ印刷株式会社

装幀・本文デザイン　松田　剛（東京 100 ミリバールスタジオ）
イラスト　小松希生
動画作成　ブルージラフ株式会社
編集・DTP　天野里美

ISBN978-4-7887-1697-1　C0077　Printed in Japan